Practical guideline for the management of
Fabry disease 2020

ファブリー病
診療ガイドライン 2020

編集
日本先天代謝異常学会

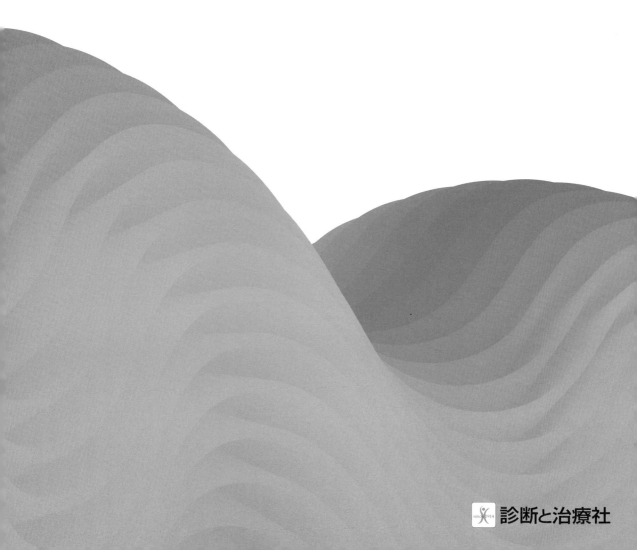

診断と治療社

序文

　日本先天代謝異常学会編『ファブリー病診療ガイドライン2020』をお届けいたします．本ガイドラインは，厚生労働省難治性疾患等政策研究事業「ライソゾーム病（ファブリー病含む）に関する調査研究」班（研究代表者：衞藤義勝）が2019年に作成し，その後，日本先天代謝異常学会による審査，パブリックコメントの募集，修正，承認を経て出版に至りました．

　ファブリー病は，ライソゾーム病の中で最も患者数の多い疾患です．X連鎖性遺伝性疾患ですが，保因者女性が高率に罹患者になるという特徴を有します．男性患者と女性患者で診断のアプローチが異なるということも他の疾患にはない特徴です．治療に関しては，他のライソゾーム病とは異なり，酵素補充療法だけでなく，シャペロン療法や基質合成抑制療法といった新しい薬物療法の開発も進んでいます．さらに，遺伝子治療の臨床試験も行われています．

　本ガイドラインでは，このようなファブリー病の様々な特徴を理解し，正しい診断と適切な治療法の選択ができるように配慮されています．多くの医療従事者が，本ガイドラインを活用することによって，ファブリー病患者とそのご家族の生活の質が向上することが期待されます．

　最後になりましたが，本ガイドラインの作成に多大なるご尽力をいただいた厚生労働省難治性疾患等政策研究事業「ライソゾーム病（ファブリー病含む）に関する調査研究」班の研究代表者である衞藤義勝先生，同研究班のファブリー病診療ガイドライン作成委員長の小林正久先生ならびに執筆に携わられた同研究班の分担研究者および研究協力者の先生方に深謝いたします．また，日本先天代謝異常学会の診断基準・診療ガイドライン委員長の村山 圭先生，同副委員長の野口篤子先生，同庶務幹事の小須賀基通先生に感謝申し上げます．

2020年11月吉日

日本先天代謝異常学会
理事長　奥山虎之
（国立成育医療研究センター）

診療ガイドラインの刊行にあたって

　ファブリー病(Fabry disease)は X 連鎖の遺伝病です．男女とも幼少期から症状を呈することが多く，特に男性では四肢の激痛，無汗，腹痛等による不登校などをきたし，精神的な問題として捉えられることがあり，また女性も四肢の疼痛等があり，成長痛などと間違われることがあります．20 歳代以降になると，タンパク尿，腎不全，胸痛，不整脈，心不全，若年性脳卒中，めまい，難聴など多彩な症状を呈し，小児科のみならず循環器内科，腎臓内科，神経内科，耳鼻科，眼科，皮膚科，精神科など多様な診療科を受診することも少なくありません．

　厚生労働省難治性疾患等政策研究事業「ライソゾーム病(ファブリー病を含む)に関する調査研究」班(研究代表者 衞藤義勝)[現「ライソゾーム病，ペルオキシソーム病(副腎白質ジストロフィーを含む)における良質かつ適切な医療の実現に向けた体制の構築とその実装に関する研究」班(研究代表者 奥山虎之)]では，ライソゾーム病 31 疾患，ALD，ペルオキシソーム病の診療ガイドライン作成事業の一貫として，平成 29 年度 4 月の班会議において小林正久先生(東京慈恵会医科大学)をファブリー病診療ガイドライン作成委員長に指名し，本分野の専門家 24 名に作成委員，システマティックレビュー(SR)委員，作成協力者として加わっていただき，『Minds 診療ガイドライン作成の手引き 2014』(以下，Minds)に示された手法に基づく，わが国初のファブリー病の診療ガイドラインである『ファブリー病診療ガイドライン 2019』(非売品．当研究班ホームページにて公開中)を約 2 年の歳月をかけて作成しました．同ガイドラインの刊行目的は，科学的根拠に基づき，系統的な手法により作成された推奨をもとに患者と医療者を支援し，臨床現場における意思決定の判断材料の 1 つとしてお役立ていただくことです．ファブリー病という疾患の性質上，Minds の手法に完全に則って診療ガイドラインを作成することは，文献数，症例数の少なさから評価，選定がむずかしいところもありましたが，可能なかぎり Minds の精神に沿うように努めました．

　今回，同ガイドラインは日本先天代謝異常学会による学会審査・修正を経て，装いも新たに『ファブリー病診療ガイドライン 2020』として書店に並ぶことになりました．『ファブリー病診療ガイドライン 2019』から大幅な内容の変更はありませんが，より多くの先生方に本疾患について知っていただく機会が増えたことを嬉しく思います．

　最後に，本ガイドラインの作成を主導していただいた当研究班ファブリー病診療ガイドライン作成委員会の小林正久委員長，Minds の手法を絶えずご指導いただいた(公財)日本医療機能評価機構の森實敏夫先生，学会審査における過程でご尽力いただいた日本先天代謝異常学会の奥山虎之理事長，同 診断基準・診療ガイドライン委員会の村山 圭委員長，野口篤子副委員長，庶務幹事の小須賀基通先生をはじめ，多くの皆様に感謝申し上げます．

　本ガイドラインが，難病診療に携わる難病指定医，さらには一般診療医の先生方，医療従事者の方々のお役に立つことを祈念いたします．

2020 年 11 月吉日

厚生労働省難治性疾患等政策研究事業
「ライソゾーム病(ファブリー病含む)に関する調査研究」
研究代表者　衞藤義勝(東京慈恵会医科大学)

診療ガイドラインの編集にあたって

　ファブリー病(Fabry disease)は，ライソゾーム酵素であるαガラクトシダーゼA(α-galactosidase A：GLA)の欠損により発症するX連鎖遺伝形式の先天代謝異常症です．本疾患は，古典型男性患者で典型的な四肢末端痛，発汗障害，被角血管腫，進行性の腎障害，心肥大，脳血管障害を発症しますが，小児期は客観的な症状に乏しいこと，軽症型の遅発型が存在すること，女性ヘテロ型では臨床的重症度に多様性があることから，発症から診断までに平均10年以上を要すると報告されています．また，新生児スクリーニングの研究から，ファブリー病の発症率はそれまで考えられていた頻度(40,000人に1人)より高いことが報告されています．

　わが国においても，2004年からファブリー病に対する酵素補充療法(enzyme replacement therapy：ERT)が保険承認されました．ファブリー病のERTについては，臓器障害が進行した例では効果が乏しくなると報告されています．ファブリー病が治療可能となった今日において，症状からファブリー病を疑い，病状が進行する前に診断することが重要であり，発症後より早期に診断し，治療を開始することが課題となっています．

　本ガイドラインは，先天代謝異常症を専門としていない医師を読者対象とし，全国にいるファブリー病患者さんが標準的な治療を受けられるよう科学的根拠に基づく医療(evidence-based medicine：EBM)に則って作成されました．まず，厚生労働省難治性疾患等政策研究事業「ライソゾーム病(ファブリー病含む)に関する調査研究」班において『Minds診療ガイドライン作成の手引き2014』の手法に基づいた『ファブリー病診療ガイドライン2019』を作成し，全国の大学病院等に配布しました．そして，全国の医療従事者に本ガイドラインを普及させるために，日本先天代謝異常学会と協働し，その承認を得て，『ファブリー病診療ガイドライン2020』としてこのたび上梓することとなりました．より多くの医療従事者の皆様に周知されることを期待しています．

　最後に，本ガイドラインは別添の作成組織の先生方のご尽力により完成しました．ガイドライン作成委員会の先生方，論文の収集を担当してくださった阿部信一先生，ガイドラインの作成についてご指導いただいた森實敏夫先生，学会審査・承認にあたってご尽力いただいた日本先天代謝異常学会の奥山虎之先生，村山圭先生，小須賀基通先生に深謝いたします．

　本ガイドラインが臨床現場でのファブリー病の診断，治療の一助となり，ファブリー病患者さんや，そのご家族のQOL向上につながることを心より願っています．

2020年11月吉日

厚生労働省難治性疾患等政策研究事業
「ライソゾーム病(ファブリー病含む)に関する調査研究」
ファブリー病診療ガイドライン作成委員会
委員長　小林正久
(東京慈恵会医科大学)

診療ガイドラインの作成方法に関して

　本ガイドラインは，『Minds 診療ガイドライン作成の手引き 2014』(以下，Minds)に準じて作成を行った．エビデンスの収集・整理のために，ファブリー病(Fabry disease)の治療に焦点を当てて，12 のクリニカルクエスチョン(clinical question：CQ)に対してシステマティックレビュー(systematic review：SR)を行い，推奨文の作成を行った．CQ は，臨床現場でのニーズに対応する重要臨床課題(key clinical issue)をガイドライン作成委員会で検討し，それをもとに設定した．推奨文の作成にあたっては，CQ のアウトカム毎に SR を行い，その結果に基づいて作成した．最終的な推奨の強さに関しては，ガイドライン作成委員の議論により決定した．

1　クリニカルクエスチョン(CQ)の決定

　CQ の構成要素として，PICO(P：patients, problem，I：interventions，C：controls, comparisons, comparators，O：outcome)を用いてリストアップを行った．

　それぞれのアウトカムに対して，臨床的重要度を評価し，重要性の高いアウトカムに対して SR を行い推奨文の作成を行った．

2　文献検索

　各 CQ の担当委員がキーワードを作成し，情報検索専門家(東京慈恵会医科大学学術情報センター)に文献検索を依頼した．PubMED，医学中央雑誌を用いて検索し，ランダム化比較検討試験(randomized controlled trial：RCT)，10 例以上の症例を対象としたコホート研究をエビデンスの対象とした．検索された論文については，論文要旨から一次スクリーニングを作成委員と SR 委員で行い，本文を精読して二次スクリーニングを行い，エビデンスの抽出を行った．

3　エビデンスの質の評価

　各エビデンスの質の評価に関しては，SR 委員が Minds のセミナーを受講し，2 名の SR 委員がそれぞれでバイアスリスク，非直接性の評価を行い，統合し，最終的な SR を作成した．RCT が多く抽出された際はメタアナリシスを行う予定であったが，メタアナリシスを行うだけの RCT 論文は存在しなかった．

4　エビデンスの決定

　診療ガイドラインにおけるエビデンスの強さは，期待される治療効果を支持する重要な要素となる．診療ガイドライン作成のなかで，エビデンス総体の強さの決定は，**表 1** に準じて行った．

表1	エビデンスの質の評価
A（強）	効果の推定値に強く確信がある
B（中）	効果の推定値に中程度の確信がある
C（弱）	効果の推定値に対する確信は限定的である
D（とても弱い）	効果の推定値がほとんど確信できない

　RCT では初期評価を「A（強）」とし，評価を下げる要素の有無に応じて，エビデンスの強さを「A（強）」，「B（中）」，「C（弱）」，「D（とても弱い）」に分類した．観察研究の初期評価は「C（弱）」から開始し，同様にエビデンスの強さを決定した．

5　推奨文の作成

　推奨文は，エビデンスの質と利益と害のバランスを加味して検討した．推奨の強さの決定については，表2 に準じて行った．

表2	推奨の強さ	
強い推奨	1	する or しないことを推奨する
弱い推奨	2	する or しないことを提案する
なし	なし	どちらともいえない

　推奨の強さ(1, 2, なし)とエビデンスの強さ(A, B, C, D)を併記すると以下のように記載される．
例)
　　1)患者に対して治療 A を行うことを推奨する(1A) = (強い推奨，強い根拠に基づく)
　　2)患者に対して治療 B を行うことを提案する(2C) = (弱い推奨，弱い根拠に基づく)

6　メール審議

　各 CQ のエビデンスの強さ，推奨文の推奨の強さについては，全作成委員でメール審議を行い検討した．CQ 毎にアウトカムの重要性，利益と害のバランスを評価し，その後患者会の意見を加えて，最終決定とした．

7　診療ガイドラインの執筆

　ファブリー病は稀少疾患であり，エビデンスが不十分あるいは存在しない CQ があった．そのような場合の推奨文の作成については，エキスパートオピニオンとして推奨文を作成した．

8　学会審査

　診断基準・診療ガイドライン委員会を中心とする日本先天代謝異常学会内における審査は以下の流れで行った．
　　1)日本先天代謝異常学会事務局へ診断基準もしくはガイドライン案提出
　　2)診断基準・診療ガイドライン委員会で審議
　　3)修正意見，質問等をまとめ提出責任者へ修正依頼
　　4)委員会内で再審議
　　5)学会ホームページにてパブリックコメントを募集
　　6)委員長，副委員長が合議承認
　　7)理事会審議，承認

作成組織

◎編集：日本先天代謝異常学会診断基準・診療ガイドライン委員会

委員長	村山　圭	千葉県こども病院代謝科 部長
副委員長	野口篤子	秋田大学大学院医学系研究科医学専攻機能展開医学系小児科学講座 助教

◎研究班監修：厚生労働省難治性疾患等政策研究事業
「ライソゾーム病（ファブリー病含む）に関する調査研究」

研究代表者	衞藤義勝	一般財団法人脳神経疾患研究所先端医療研究センター＆遺伝病治療研究所／東京慈恵会医科大学名誉教授

◎研究班編集：ファブリー病診療ガイドライン作成委員会

統括委員長	石垣景子	東京女子医科大学小児科 准教授
（五十音順）	福田冬季子	浜松医科大学小児科 准教授

作成委員長	小林正久	東京慈恵会医科大学小児科 准教授
作成副委員長	中村公俊	熊本大学大学院生命科学研究部小児科学講座 教授

作成委員	伊藤　康	東京女子医科大学小児科 講師
（五十音順）	金田眞理	大阪大学大学院医学系研究科皮膚科 准教授
	神崎　保	医療法人玉昌会高田病院皮膚科
	河野　優	東京慈恵会医科大学内科学講座（脳神経内科） 准教授
	後藤　順	国際医療福祉大学三田病院脳神経内科 教授
	小林博司	東京慈恵会医科大学総合医科学研究センター遺伝子治療研究部 准教授
	駒村和雄	国際医療福祉大学熱海病院循環器内科 病院教授
	杉山　斉	岡山大学大学院医歯薬学総合研究科血液浄化療法人材育成システム開発学 教授
	竹中俊宏	垂水市立医療センター垂水中央病院 院長
	坪井一哉	名古屋セントラル病院ライソゾーム病センター・血液内科センター長
	檜垣克美	鳥取大学研究推進機構 研究基盤センター 准教授
	丸山弘樹	新潟大学大学院医歯学総合研究科腎医学医療センター 特任教授
	柳澤比呂子	慶應義塾大学医学部生理学教室
	山本浩志	名古屋セントラル病院ライソゾーム病センター・耳鼻いんこう科副センター長

湯澤由紀夫　　　　藤田医科大学病院 院長

システマティックレビュー(SR)委員

（五十音順）　　　衞藤　薫　　　東京女子医科大学小児科 講師
　　　　　　　　　城戸　淳　　　熊本大学大学院生命科学研究部小児科学講座 助教
　　　　　　　　　角皆季樹　　　東京慈恵会医科大学小児科 助教
　　　　　　　　　保科宙生　　　東京慈恵会医科大学小児科 助教

作成協力者

（五十音順）　　　阿部信一　　　東京慈恵会医科大学学術情報センター（情報検索専門家）
　　　　　　　　　大橋十也　　　東京慈恵会医科大学小児科 教授／同 総合医科学研究センター セ
　　　　　　　　　　　　　　　　ンター長
　　　　　　　　　櫻庭　均　　　明治薬科大学臨床遺伝学 教授
　　　　　　　　　森實敏夫　　　公益財団法人日本医療機能評価機構
　　　　　　　　　　　　　　　　（Minds ガイドライン作成アドバイザー）

使用上の注意

　本ガイドラインは，臨床現場における医療者の診療のサポートとなることを目的として推奨を提供するものであり，本ガイドラインの推奨に必ず従うように強要するものではない．推奨文の中には，エキスパートオピニオンが含まれ，実際の医療現場での判断は，個々の患者，医療施設の状況に応じて決定するべきものと考えられる．

　本ガイドラインの推奨は，これらに従って診療すれば患者が必ず改善することを保証するものではない．治療効果は個々の患者の状況に応じて異なるものであり，本ガイドラインの推奨を参考にして臨床の現場において医療行為を行った結果に対して，本ガイドラインは責任を負うことはできない．

　加えて，本ガイドラインは医療裁判の証拠として利用されることを想定しておらず，あくまでも診療についての一般論的な推奨を提示している．したがって，医療事故が生じた場合に，本ガイドラインが示す推奨文に準拠しなかったという理由で「過失がある」と判断されることは不適切である．

　本ガイドラインは，臨床現場の一助となるべく作成されたものであり，個々の医療を縛るものではない．

対象となる患者

　本文中で示された方法で，ファブリー病と診断されたすべてのファブリー病患者が対象である．

利益相反

　各委員に提示すべき利益相反はない．

ファブリー病診療ガイドライン *2020*
CONTENTS

I　ファブリー病の概要　2

II　治療に対するクリニカルクエスチョン（CQ）　12

I ファブリー病の概要

I ファブリー病の概要

疾患概要

　ファブリー病は，ライソゾーム酵素であるαガラクトシダーゼ A（α-galactosidase A：GLA）の遺伝子（*GLA*）変異により発症する X 連鎖遺伝形式の先天代謝異常症である[1]．ドイツ人医師 Johannes Fabry と英国人医師 William Anderson により，1899 年に個別に報告された．そのため，"Fabry disease" と表記されることが多いが，"Anderson-Fabry disease" と表記されることもある．発症頻度は 40,000 人に 1 人程度とされていたが，近年の新生児スクリーニングの研究ではそれより発症頻度は高く報告されており，わが国（九州）での新生児スクリーニングの検討では男児 3,609 人に 1 人と報告されている[2]．また，わが国でのファブリー病家系の研究で，家族歴をもたない *de novo* 症例の頻度は 6.8% と報告されており，ファブリー病患者の親が必ずしも患者とは限らないので注意を要する[3]．

病　　態

　ファブリー病では，GLA の基質であるグロボトリアオシルセラミド（globotriaosylceramide：Gb3）が血管内皮細胞，自律神経節，汗腺，腎臓，心筋，角膜などの組織に蓄積することによって，四肢末端痛，発汗障害，下痢・腹痛等の消化器症状，被角血管腫，難聴・めまい等の耳鼻科的症状，尿タンパクで始まる進行性の腎障害，左心肥大，不整脈，脳血管障害などを発症する．四肢末端痛の発症機序は不明な点が多いが，末梢神経障害によるものと考えられている．発汗障害および消化器症状は自律神経障害に起因するものと考えられている．腎障害は，糸球体上皮細胞，尿細管上皮細胞に Gb3 の蓄積することにより，糸球体障害［尿タンパク，糸球体濾過量（GFR）の低下］，尿細管障害を発症する．心障害は，心筋細胞および刺激電動系細胞の Gb3 の蓄積により，心肥大で発症し，次いで不整脈を認めるようになる．脳血管障害は，脳血管内皮細胞の Gb3 の蓄積による脳血管狭窄および閉塞が原因と考えられている．

臨床症状および臨床病型

　わが国のファブリー病患者の臨床症状の累積罹患率を図 1[4]，図 2[4] に示した．

　四肢末端痛は初発症状として重要であり，手指，手掌，手背，足趾，足底，足背などに認められることが多い．「燃えるように熱い」，「耐え難い」などと表現されることが多く，ファブリー病の自覚症状としては最も苦痛を伴う症状とされている[5]．四肢末端痛，発汗障害は，幼児期・学童期から認められるようになるが，30歳以降自然軽快する傾向があり，その理由は未だ不明である．腎障害は，20歳以降より尿タンパクで発症し，進行性のGFR低下，血清クレアチニン（Cr）値の上昇を認めるようになり，最終的に腎不全に至る場合がある．腎合併症の所見として，尿中マルベリー細胞（脱落した尿細管上皮細胞と考えられている）は非侵襲的でファブリー病に特異的な所見として，スクリーニング検査として近年になり注目されている[6]．心障害は，30歳以降より進行性の心肥大として発症し，40歳以降より不整脈，心不全を認めるようになる．脳血管障害は，30歳代以降より認められ，ファブリー病は若年性脳梗塞，家族性脳梗塞の原因として重要である．

　ファブリー病の臨床病型を**表1**に示した．男性患者の臨床病型は，かつては古典型（classical form），腎亜型（renal variant），心亜型（cardiac variant）と分類されていたが，現在では腎亜型と心亜型を合わせて遅発型（later-onset form，あるいはlate-onset form）と分類するのが一般的である．古典型では，幼児期・学童期より四肢末端痛，発汗障害を初発症状として発症し，20歳以降より尿タンパクを，30歳以降より心肥大，脳血管障害を，40歳以降より進行性の腎不全，不整脈を認める．遅発型では，小児期に認められる四肢末端痛，発汗障害は認められず，成人期以降より心肥大のみを呈するものから末期腎不全に進行するものまで，臨床的多様性を認める．女性ヘテロ患者では，発症年齢，症状・臓器障害の進行は男性に比べると遅い傾向があるが，遅発型男性患者と同様，心肥大のみを呈するものから末期腎不全に至るものまで臨床的多様性を認める．

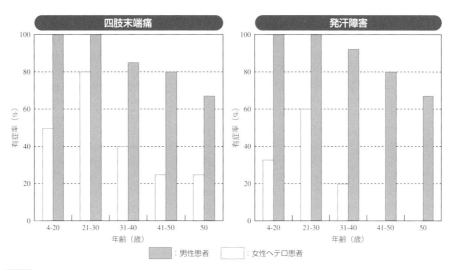

図1　わが国のファブリー病患者における四肢末端痛，発汗障害の年代別の有症率
（Kobayashi M, *et al*：*J Inherit Metab Dis* 2008；**31**（suppl 3）：483-487）

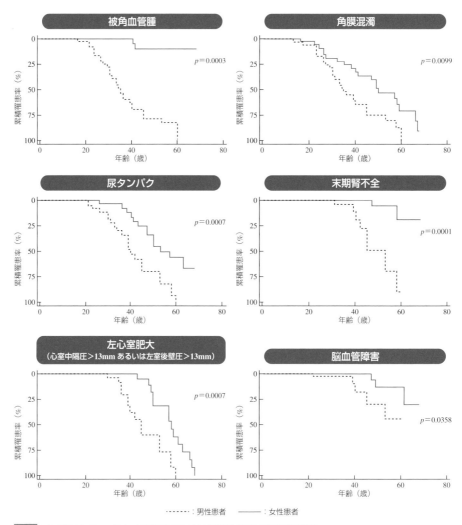

図2 わが国のファブリー病患者における各臨床症状の累積罹患率
（Kobayashi M, *et al*：*J Inherit Metab Dis* 2008；**31**（suppl 3）：483-487）

表1 ファブリー病の臨床病型

症状	古典型	遅発型		女性ヘテロ型
		腎亜型	心亜型	
発症年齢	4 〜 8 歳	＞ 25 歳	＞ 40 歳	6 〜 60 歳
平均死亡年齢	41 歳	？	＞ 60 歳	＞ 70 歳
被角血管腫	＋＋	－	－	－〜＋
四肢末端痛	＋＋	－	－	－〜＋
発汗低下	＋＋	－	－	－〜＋
角膜混濁	＋＋	－	－	＋
心合併症	LVH/MI	LVH	LVH	LVH
腎合併症	ESRD	ESRD	Prot	Prot 〜 ESRD
脳血管障害	TIA/ 脳卒中	？	－	TIA/ 脳卒中
GLA 残存酵素活性	＜ 1%	＜ 5%	＜ 10%	低下〜正常

LVH：左心肥大，MI：心筋梗塞，ESRD：末期腎不全，Prot：タンパク尿，TIA：一過性脳虚血発作，GLA：αガラクトシダーゼ A.

　ファブリー病は，発症から診断までに 10 〜 15 年程度要すると報告されているが，治療法が確立している今日において臨床症状から疑い病状が進行する前に診断することが重要であり，今後の課題である[5,7,8]．

臨床検査および診断

　ファブリー病の診断のためのフローチャート[9]，および必要な検査をそれぞれ**図 3**，**表 2** に示した．ファブリー病は遺伝性疾患であるため，家族歴は診断の key sign として重要であり，女性ヘテロ患者の多くは家族歴から診断される．また，家族性の四肢末端痛，腎障害，心肥大，脳血管障害はファブリー病を疑わせる所見となる．

　ファブリー病診断のための遺伝学的検査（白血球 GLA 活性の測定，*GLA* 遺伝子解析）は保険収載されており，衛生検査所で検査した場合，保険適用となる．白血球 GLA 活性は，男性患者では正常の 10% 以下まで低下し診断に有用であるが，女性ヘテロ患者では低下しないことが多く診断に有用でない．そのため，男性患者については白血球 GLA 活性の低下，あるいは *GLA* 遺伝子解析で診断されるが，女性ヘテロ患者については *GLA* 遺伝子解析が唯一の診断方法となる．しかし，一般的な遺伝子解析法（エクソンおよびエクソン近傍のイントロン配列のシークエンス）では遺伝子変異を同定できない家系が約 5% 存在する[10]．遺伝子

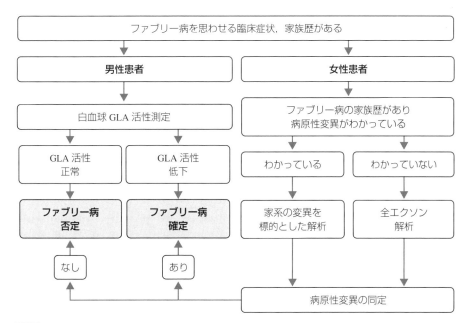

図 3　**ファブリー病診断のためのフローチャート**
一般的な遺伝子解析法では遺伝子変異を同定できない家系が約 5% 存在するため，遺伝子変異が同定できない場合の女性ヘテロ患者の診断は，臨床症状と血中 lyso-Gb3 の蓄積，尿中あるいは病理検体での Gb3 の蓄積の証明などを合わせて総合的に診断する必要がある．
（Laney DA, *et al* : *J Genet Couns* 2013 : **22** : 555-564 より改変）

表2 ファブリー病診断のための検査

検査項目	男性	女性
白血球 GLA 活性	著明に低下 （正常の 10% 以下）	低下しない場合あり
遺伝子解析	変異の同定で診断可能	変異の同定で診断可能
血中 Lyso-Gb3	古典型患者　＋ 遅発型患者　＋ or －	＋ or －
尿中 Gb3 の蓄積	古典型患者　＋ 遅発型患者　＋ or －	＋ or －
病理所見	心筋細胞の空胞化 糸球体上皮細胞の泡沫状変化 電顕でのゼブラボディの存在	男性と同様の所見が得られれば ファブリー病が強く疑われる

変異が同定できない場合，女性ヘテロ患者の診断は，臨床症状と後述する血中グロボトリアオシルスフィンゴシン（globotriaosylsphingosine；lyso-Gb3），尿中あるいは病理検体での Gb3 の蓄積の証明などを合わせて総合的に診断する必要がある．GLA 活性の低下の証明は白血球を用いることが多いが，リンパ球，培養線維芽細胞でも測定可能である．男性患者において，白血球 GLA が正常の 30 〜70% 程度に低下するが臨床症状を発症しない機能的多型（p.E66Q 変異など）を認めた症例がわが国でも報告されており[11]，男性で白血球中 GLA 活性の低下を認めた場合は，遺伝子解析で機能的多型の有無を確認しておくことが推奨される．

　一般的な臨床検査で認められるファブリー病に特異的な所見は，尿沈渣でのマルベリー細胞のみで，その他は非特異的な所見である．

　血中 Lyso-Gb3 の測定，尿中 Gb3 の測定は，ファブリー病のスクリーニングとして有用であるが[12]，確定診断法とはならず，またこれらの検査は保険適用外で研究室レベルの検査である．また，病理所見は補助診断として重要であり，腎病理所見，心筋病理所見からファブリー病を疑われる例は少なくない．腎生検検体の HE（ヘマトキシリン・エオジン）染色では，糸球体上皮細胞の泡沫状変化を認め，進行すると糸球体硬化像を認める．腎生検検体のトルイジンブルー染色では，Gb3 は青色の封入体として観察される．心筋生検検体では心筋細胞の空胞化と線維化を認める．電子顕微鏡所見では，腎臓・心筋検体ともファブリー病に特徴的な同心円状の構造物（ゼブラボディ）を認める．

治　療

　ファブリー病の治療として，酵素補充療法と薬理学的シャペロン療法（わが国では 2018 年に承認）があり，その他は対症療法となる．ファブリー病の治療を表3 にまとめた．

表3 ファブリー病の治療

1	酵素補充療法（ERT）	1）アガルシダーゼα：0.2mg/kg 点滴，2 週間に 1 回 2）アガルシダーゼβ：1.0mg/kg 点滴，2 週間に 1 回 3）アガルシダーゼβ（バイオシミラー）：1.0mg/kg 点滴，2 週間 に 1 回
2	薬理学的シャペロン療法	migalastat
3	対症療法	1）四肢末端痛：カルバマゼピン，ガバペンチン，フェニトイン の内服 2）腎合併症：ACE 阻害薬，ARB 内服による糸球体保護 腎不全症例に対しては，血液透析，腎移植 3）心合併症：ペースメーカー・除細動器植え込み，抗不整脈薬 ACE 阻害薬，ARB，β 遮断薬，利尿薬等の薬物療法 冠動脈バイパス術（CABG）など 4）脳梗塞：抗血小板療法，抗凝固療法 5）難聴：突発性難聴に対してステロイド療法

1 酵素補充療法（ERT）

　ファブリー病特異的治療の 1 つである酵素補充療法（enzyme replacement therapy：ERT）は，酵素製剤を点滴で補充することにより，蓄積した Gb3 を分解させる治療法である．すべてのファブリー病患者に対して有効であることが利点であるが，2 週間に 1 回点滴治療を続けなくてはならないこと，酵素製剤に対する抗体が産生された場合はアレルギー症状を発症し，中和抗体により ERT の効果が減弱することが欠点である．ERT により，血管内皮細胞・腎組織・心組織での Gb3 の蓄積の軽減，四肢末端痛の改善，腎障害の進行速度の軽減，心筋重量の減少と心機能の改善が報告されている（詳細は「Ⅱ 治療に対するクリニカルクエスチョン（CQ）」の各 CQ を参照）．また，血管内皮細胞・腎・心組織での Gb3 の蓄積の軽減，四肢末端痛の改善には，6 か月以上の期間を要するとされている[13, 14]．しかし，臓器障害が進行した場合（尿タンパク＞ 1 g/ 日となった場合など），あるいは組織の線維化が進行した場合（糸球体硬化が全体の 50% を超えた場合や造影 MRI で心筋の線維化を認めた場合など）では，ERT の効果は乏しくなると考えられている[14, 15]．

　ファブリー病女性ヘテロ患者妊婦に対する ERT の安全性については，大規模な前向き研究の報告はなくケースシリーズの報告のみであるが，母体，児ともに安全に ERT を施行することができたと報告されている[16, 17]．また，ERT で治療されている女性ヘテロ患者の授乳についても，児に健康問題は認められなかったと報告されている[16]．

　2018 年に報告された欧米のファブリー病の治療についての推奨では，GLA 遺伝子の p.E66Q，p.S126G，p.D313Y 変異は組織での Gb3 蓄積を起こさない機能的多型とされており，これらの変異をもつ患者に対しての ERT の適応については，コンセンサスが得られていないのが現状である[18]．

2 薬理学的シャペロン療法

　薬理学的シャペロン療法は，変異酵素タンパクの細胞内での安定性を高め，自前の変異タンパクの酵素活性を高める治療法である．内服治療であり点滴の必要がないことがメリットであるが，GLA タンパクのアミノ酸数が変化せず，大きなタンパク構造変化を起こさないようなミスセンス変異を有する症例にしか有効でないことが欠点である．ERT を受けていないファブリー病患者を対象とした migalastat による薬理学的シャペロン療法のランダム化比較検討試験（randomized controlled trial：RCT）の研究では，薬理学的シャペロン療法が有効と考えられる変異（amenable mutation）を有するファブリー病患者を対象として，腎組織中の Gb3 の蓄積の減少を主要評価項目として再検討し，薬理学的シャペロン療法により，腎組織中の Gb3 の蓄積の減少，左心肥大の改善，消化器症状（下痢，嘔気，腹痛）の軽減が統計学的有意に認められたと報告している[19]．また，ERT と薬理学的シャペロン療法の効果を比較した臨床試験では，amenable mutation を有し 12 か月以上 ERT による治療を受けているファブリー病患者を対象とし，推算糸球体濾過量（eGFR）の低下速度，左心室筋重量の減少率において，薬理学的シャペロン療法は ERT と同等の効果を示したと報告されている[20]．

3 対症療法

　対症療法として，四肢末端痛に対する抗けいれん薬の内服，腎合併症に対するアンジオテンシン変換酵素（ACE）阻害薬・アンジオテンシンⅡ受容体拮抗薬（ARB）等の薬物療法，血液透析，腎移植，心合併症に対するペースメーカー・除細動器植え込み，抗不整脈薬・ACE 阻害薬・ARB 内服等の薬物療法，冠動脈バイパス術（coronary artery bypass grafting：CABG），脳血管障害に対する抗血小板薬内服，抗凝固療法などの効果が報告されている（詳細は「Ⅱ 治療に対するクリニカルクエスチョン（CQ）」の各 CQ を参照）．

フォローアップ

　ファブリー病の障害臓器は，腎臓，心臓，末梢および中枢神経系，内耳，眼など多岐わたる．そのため，小児科，腎臓内科，循環器内科，神経内科，耳鼻科，眼科，遺伝診療部などと連携し，集学的なフォローアップが必要である（詳細は「Ⅳ 診断や診療のための参考事項」の「治療評価のための臨床検査」の項を参照）．

［文　献］
1) Desnick RJ, et al：α-Galactosidase A deficiency：*Fabry disease. The Metabolic and Molecular Basis of Inherited Disease.* 8th ed. New York：McGraw-Hill；2001：3733-3774.
2) Inoue T, et al：Newborn screening for Fabry disease in Japan：prevalence and genotypes of Fabry disease in a pilot study. *J Hum Genet* 2013；**58**：548-552.
3) Kobayashi M, et al：Frequency of de novo mutations in Japanese patients with Fabry disease. *Mol Genet Metab Rep* 2014；**1**：283-287.

4）Kobayashi M, *et al*：Clinical manifestations and natural history of Japanese heterozygous females with Fabry disease. *J Inherit Metab Dis* 2008；**31**（suppl 3）：483-487.

5）伊藤　康，他：Fabry 病における疼痛発作の実態調査. 日小児会誌 2015；**119**：1733-1741.

6）Shimohata H, *et al*：A renal variant of Fabry disease diagnosed by the presence of urinary mulberry cells. *Intern Med* 2016；**55**：3475-3478.

7）Eng CM, *et al*：Fabry disease：baseline medical characteristics of a cohort of 1765 males and females in the Fabry Registry. *J Inherit Metab Dis* 2007；**30**：184-192.

8）Mehta A, *et al*：Fabry disease defined：baseline clinical manifestations of 366 patients in the Fabry Outcome Survey. *Eur J Clin Invest* 2004；**34**：236-242.

9）Laney DA, *et al*：Fabry disease practice guidelines：recommendations of the National Society of Genetic Counselors. *J Genet Couns* 2013；**22**：555-564.

10）Sakuraba H, *et al*：Fabry disease in a Japanese population-molecular and biochemical characteristics. *Mol Genet Metab Rep* 2018；**17**：73-79.

11）Kobayashi M, *et al*：No accumulation of globotriaosylceramide in the heart of a patient with the E66Q mutation in the α-galactosidaze A gene. *Mol Genet Metab* 2012；**107**：711-715.

12）Maruyama H, *et al*：Screening of male dialysis patients for Fabry disease by plasma Globotrialosyl-sphingosine. *Clin J Am Soc Nepohrol* 2013；**8**：629-636.

13）Schiffmann R, *et al*：Four-year prospective clinical trial of agalsidase alfa in children with Fabry disease. *J Pediatr* 2010；**156**：832-837.

14）Germain DP, *et al*：Sustaied long-term renal stabilization after 54 months of agalsidase beta therapy in patients with Fabry disease. *J Am Soc Nephrol* 2007；**18**：1547-1557.

15）Weidemann F, *et al*：Long-term effects of enzyme replacement therapy on Fabry cardiomyopathy：evidence for a better outcome with early treatment. *Circulation* 2009；**119**：524-529.

16）Ferrnández P, *et al*：Enzyme replacement therapy in pregnant women with Fabry disease：A case series. *J Inherit Metb Dis Rep* 2019；**45**：77-81.

17）Madsen CV, *et al*：Enzyme replacement therapy during pregnancy in Fabry patients：Review of published cases of live birth and a nes case of a severely affected female with Fabry disease and pre-eclampsia complicating pregnancy. *J Inherit Metab Dis Rep* 2019；**44**：93-101.

18）Ortiz A, *et al*：Fabry disease revisited：Management and treatment recommendations for adult patients. *Mol Genet Metab* 2018；**123**：416-427.

19）Germain DP, *et al*：Treatment of Fabry's disease with the pharmacologic chaperone migalastat. *N Engl J Med* 2016；**375**：545-555.

20）Hughes DA, *et al*：Oral pharmacological chaperone migalastat compared with enzyme replacement therapy in Fabry disease：18 month results from the randomized phase Ⅲ ATTRACT study. *J Med Genet* 2017；**54**：288-296.

II 治療に対する クリニカルクエスチョン(CQ)

II 治療に対する クリニカルクエスチョン(CQ)

CQ 1	ファブリー病に対する酵素補充療法は，QOL および生命予後を改善させるか？

推奨

酵素補充療法は，QOL の維持・改善を認め，生命予後の改善が期待できる．
［エビデンスの強さ：C，推奨の強さ：2］

［解　説］

　健康関連 QOL を測定する尺度は，包括的尺度と疾患特異的尺度の2つに分類されている．包括的尺度とは，疾患特異性のない包括的な尺度で患者の視点に立った健康度で，これに伴う日常・社会生活機能の変化を定量的に測定する尺度である．代表的な評価法として，SF-36（MOS short form 36 - item health survey），EQ-5D（EuroQol five dimensions questionnaire），WHO/QOL などがある．疾患特異的尺度とは，疾患特異的に評価をする尺度である．そのため，対象となる疾患に罹患している人達に限られるという欠点はみられるが，臨床的な感受性は高いという利点を伴っている．

　ファブリー病に対する標準化された疾患特異的尺度は，まだ開発されていない．海外および国内の報告では包括的尺度として SF-36，EQ-5D などを使用し QOL の評価を行っている[1-13]．

　酵素補充療法による QOL の改善に関しては，海外や国内の報告例において SF-36，EQ-5D などの包括的尺度で評価し，有意差は得られていないが QOL の向上を認め，特に，SF-36 を使用した報告例では，身体的健康度（physical component summary：PCS）の維持，精神的健康度（mental component summary：MCS）の改善が報告されている[4, 12]．QOL の改善の要因として，8つの尺度のうち全体的健康感（general health）の改善が一因として報告されている[4]．

　また，ファブリー病の生命予後に影響を及ぼすおもな要因として，心臓，腎臓，脳血管などの重篤な臓器障害の関与が考えられる．これらの臓器障害に対する酵素補充療法の有効性に関しては，CQ5，CQ6，CQ7 などの各推奨文や解説と同様に，心機能や腎機能障害の改善・維持など様々な臨床効果が報告されており，さらに長期投与により生命予後の改善効果，重篤なイベント（腎，心，脳血管合併症および死）発生の抑制を示唆するデータも報告されている[14, 15]．しかし，すで

に心機能障害や腎機能障害が進行していた症例では，その後も酵素補充療法の臨床効果が期待しにくいという報告もあり（CQ5，CQ6 を参照），生命予後の改善において酵素補充療法のみではなく早期診断および早期治療が重要と考えられる[16]．

［審議結果］
可（15），不可（0），要修正（0）．

［検 索 式］

文献検索はコクランライブラリー（The Cochrane Library），PubMed で，Fabry disease，enzyme replacement therapy，Quality of life，prognosis，SF-36（MOS short form 36 - item health survey），EQ-5D（EuroQol five dimensions questionnaire）をキーワードとして用い，検索期間は 2017 年 8 月までとした．

文献はコクランライブラリーより 10 編，PubMed より 83 編の論文が検索され，抄録査読による一次スクリーニングで 31 編の論文が抽出された．さらに，二次スクリーニングとして 13 編の論文をエビデンスとして選択した．また，酵素補充療法の長期投与による生命予後の改善，重篤なイベント抑制効果についての報告 2 件，わが国での 2017 年の報告 1 件と合わせて計 16 編の論文を本解説に引用した．

PubMed 文献検索式（2017 年 8 月 3 日検索，色字は検索された文献）

No.	検索式	検索件数
#01	"Fabry Disease"［Mesh］	3,000
#02	Fabry Disease*［TIAB］OR Fabry's Disease*［TIAB］OR alpha Galactosidase A Deficienc*［TIAB］OR Anderson Fabry Disease*［TIAB］OR Angiokeratoma Corporis Diffusum*［TIAB］OR Angiokeratoma Diffuse*［TIAB］OR Ceramide Trihexosidase Deficienc*［TIAB］OR Diffuse Angiokeratoma*［TIAB］OR GLA Deficienc*［TIAB］OR Hereditary Dystopic Lipidosis*［TIAB］	3,513
#03	"Enzyme Replacement Therapy"［Mesh］	1,299
#04	Enzyme Replacement Therap*［TIAB］	3,576
#05	"Quality of Life"［Mesh］	149,787
#06	"Life Tables"［Mesh］	15,411
#07	"Health Status Indicators"［Mesh］	236,475
#08	"Quality of Life"［TIAB］OR QOL［TIAB］OR Life Table*［TIAB］OR Health Status Indicator*［TIAB］	214,686
#09	SF-35［TIAB］OR（（Medical Outcome Survey*［TIAB］OR MOS［TIAB］）AND（Short Form*［TIAB］OR SF-36［TIAB］OR SF36［TIAB］））	877
#10	EQ-5D*［TIAB］OR（EuroQol*［TIAB］AND（five dimension*［TIAB］OR 5 dimension*［TIAB］OR 5D［TIAB］））	6,050
#11	（#1 OR #2）AND（#3 OR #4）AND（#5 OR #6 OR #7 OR #8 OR #9 OR #10）	142
#12	#11 AND（JAPANESE［LA］OR ENGLISH［LA］）	120
#13	#12 AND（"Cochrane Database Syst Rev"［TA］OR "Meta-Analysis"［PT］OR	14

	systematic［SB］OR "Guideline"［PT］OR "Guidelines as Topic"［MH］OR "Consensus"［MH］OR "Consensus Development Conferences as Topic"［MH］OR ((meta-analysis［TI］OR guideline*［TI］OR "systematic review"［TI］OR consensus［TI］) NOT Medline［SB］))	
#14	#12 AND ("Randomized Controlled Trial"［PT］OR "Randomized Controlled Trials as Topic"［MH］OR (random*［TIAB］NOT medline［SB］))	10
#15	#14 NOT #13	6
#16	#12 AND ("Clinical Study"［PT］OR "Clinical Studies as Topic"［MH］OR ((clinical trial*［TIAB］OR clinical stud*［TIAB］OR case control*［TIAB］OR case comparison*［TIAB］OR observational stud*［TIAB］) NOT medline［SB］))	34
#17	#12 AND ("Epidemiologic Research Design"［MH］OR "Study Characteristics"［PT］OR "Epidemiologic Study Characteristics as Topic"［MH］OR ((cohort*［TIAB］OR comparative stud*［TIAB］OR retrospective stud*［TIAB］OR prospective stud*［TIAB］OR longitudinal*［TIAB］OR control group*［TIAB］) NOT medline［SB］))	74
#18	(#16 OR #17) NOT (#13 OR #15)	63

［文　献］

1）Schiffmann R, et al：Enzyme replacement therapy in Fabry disease：a randomized controlled trial. *JAMA* 2001；**285**：2743-2749.

2）Beck M, et al：Fabry disease：overall effects of agalsidase alfa treatment. *Eur J Clin Invest* 2004；**34**：838-844.

3）Hoffmann B, et al：Effects of enzyme replacement therapy on pain and health related quality of life in patients with Fabry disease：data from FOS (Fabry Outcome Survey). *J Med Genet* 2005；**42**：247-252.

4）Eto Y, et al：Enzyme replacement therapy in Japanese Fabry disease patients：the results of a phase 2 bridging study. *J Inherit Metab Dis* 2005；**28**：575-583.

5）Ramaswami U, et al：Enzyme replacement therapy with agalsidase alfa in children with Fabry disease. *Acta Paediatr* 2007；**96**：122-127.

6）Lidove O, et al：Clinical results of enzyme replacement therapy in Fabry disease：a comprehensive review of literature. *Int J Clin Pract* 2007；**51**：293-302.

7）Hoffmann B, et al：Gastrointestinal symptoms in 342 patients with Fabry disease：prevalence and response to enzyme replacement therapy. *Clin Gastroenterol Hepatol* 2007；**5**：1447-1453.

8）Parini R, et al：Enzyme replacement therapy with agalsidase alfa in a cohort of Italian patients with Anderson-Fabry disease：testing the effects with the Mainz Severity Index. *Clin Genet* 2008；**74**：260-266.

9）Whybra C, et al：A 4-year study of the efficacy and tolerability of enzyme replacement therapy with agalsidase alfa in 36 women with Fabry disease. *Genet Med* 2009；**11**：441-449.

10）Mehta A, et al：Enzyme replacement therapy with agalsidase alfa in patients with Fabry disease：an analysis of registry data. *Lancet* 2009；**374**：1986-1996.

11）Rombach SM, et al：Cost-effectiveness of enzyme replacement therapy for Fabry disease. Orphanet J Rare Dis 2013；8：29.

12）Arends M, et al：Quality of life in patients with Fabry desease：a systematic review of the literature. *Orphanet J Rare Dis* 2015；**10**：77.

13）Condolino D, et al：Home infusion program with enzyme replacement therapy for Fabry disease：The experience of a large Italian collaborative group. *Mol Genet Metab Rep* 2017；**12**：85-91.

14）Beck M, et al：Long-term effectiveness of agalsidase alfa enzyme replacement in Fabry disease：A Fabry outcome survey analysis. *Mol Genet Metab Rep* 2015；**3**：21-27.

15）Banikazemi M, et al：Agasidase-beta therapy for advanced Fabry disease：a randomized trial. *Ann Intern Med* 2007；**146**：77-86.

16）Tsuboi K, et al：Efficacy and safety of enzyme-replacement-therapy with agalsidase alfa in 36 treatment-naïve Fabry disease patients. *BMC Pharmacol Toxicol* 2017；**18**：43.

CQ 2 ファブリー病に対する酵素補充療法は，疼痛を改善させるか？

推奨

　酵素補充療法は，ファブリー病の神経障害性疼痛の治療に有用であり，安全性も高い．
同時にまた健康関連 QOL の改善を期待できる．
　［エビデンスの強さ：C，推奨の強さ：2］

［解　　説］

　疼痛は，主観的，個人的な情動体験であり，客観的に評価するのは非常にむず
かしい．うつ状態，不安，ストレスなどが疼痛の程度を悪化させることもあれば，
特異的な治療に対する過度の期待からプラセボ群に限らず，実薬群でも疼痛が軽
減する可能性もあり，心理的に影響を受けやすいことに留意する必要がある．疼
痛については BPI（brief pain inventory），VAS（visual analog scale），MPQ（McGill
pain questionnaire）など，健康関連 QOL については SF-36（MOS short form 36 - item
health survey），EQ-5D（EuroQol five dimensions questionnaire）などの評価スケール
が用いられているが，いずれも主観的な評価方法である．

　神経障害性疼痛や健康関連 QOL に対する酵素補充療法の効果に関するランダ
ム化比較検討試験（randomized controlled trial：RCT）は 3 件で，倫理的な問題で予
防薬や鎮静薬を中断して評価できていないこと，実薬群で副反応が出ていること，
対象が小規模コホートであることなどから，様々なバイアスがあり，エビデンス
の質を下げる要因が認められた．アガルシダーゼ α（0.2 mg/kg 隔週投与，計 12 回）
を投与した二重盲検プラセボ比較臨床試験では，効果判定の第一エンドポントを
疼痛の軽減としており，実薬群では統計的有意差をもって疼痛は改善した[1]．一
方，アガルシダーゼ β（1 mg/kg 隔週投与，計 11 回）を投与した二重盲検プラセボ
比較臨床試験では，実薬群とプラセボ群で疼痛の改善に有意差を認めなかった．
また，プラセボ群でも QOL の有意な改善が認められた[2]．0.2 mg/kg の等量でア
ガルシダーゼ α あるいはアガルシダーゼ β を用いた非盲検比較臨床試験では，
両群とも有意な改善は認められなかった[3]．短期間（6 か月間）の酵素補充療法の
効果に対する RCT では，疼痛を改善させたとする報告と有意な改善は認められ
なかったとする報告が混在する．

　Fabry Outcome Survey（FOS）や Fabry Registry での大規模コホートを対象とした
ファブリー病レジストリーでの観察研究では，2 年以上酵素補充療法で治療され
たファブリー病患者を対象として，神経障害性疼痛や QOL の有意な改善がアガ
ルシダーゼ α（治療期間 2 ～ 5 年）[4-6]，アガルシダーゼ β（治療期間 2 年）[7]でそれ
ぞれ報告されている．一方，有意な疼痛の改善はなかったとする英国の大規模コ
ホート研究[8]があるが，この報告では治療期間が 0 ～ 9.7 年と研究対象の治療期
間が不均一であり，信頼性に乏しい．また，ファブリー病小児患者 13 例を対象
とし 2 年間アガルシダーゼ α（0.2 mg/kg 隔週投与）を投与した観察研究では，疼
痛，QOL，発汗量の改善が認められ[9]，ファブリー病女性患者 36 例を対象とし 4

年間アガルシダーゼ α（0.2 mg/kg 隔週投与）を投与した観察研究でも，有意に疼痛は改善したと報告されている[10]．以上から，2 年以上酵素補充療法を継続した大規模コホート研究では，酵素補充療法により疼痛が改善すると報告されている．

　酵素補充療法の重篤な副作用はなく，安全性の懸念は認められなかった[1-4, 9]．

　末梢神経障害の客観的な検査法である定量的感覚検査では，アガルシダーゼ β の投与で振動覚，熱痛覚，冷感識別閾値において統計学的に有意な改善が認められた[11]．一方，アガルシダーゼ α では，冷覚，温覚識別閾値で有意な改善が認められたと報告されている[12]．

　欧州におけるファブリー病のエキスパートオピニオンの推奨[13]では，酵素補充療法の開始基準として古典型男性患者，遅発型男性患者，女性ヘテロ患者とも，神経障害性疼痛があれば考慮，または疼痛治療薬で完全に制御されている場合でも開始を検討するとしている．適切な開始時期を検討する臨床試験はないが，四肢疼痛は初期症状であり患者にとって最も苦痛を伴う症状であることから，重要な開始適応基準となる．酵素補充療法が末梢神経障害の進行を防ぐことは定量的感覚検査からも示唆されるが[11]，組織学的検査も含めて早期治療の有効性を証明する必要がある．

［審議結果］

　可（15），不可（0），要修正（0）．

［検 索 式］

　文献検索はコクランライブラリー（The Cochrane Library），PubMed で，Fabry disease，enzyme replacement therapy，pain，quality of life をキーワードとして用い，検索期間は 2017 年 8 月までとした．

　文献はコクランライブラリーより 16 編，PubMed より 125 編の論文が検索され，抄録査読による一次スクリーニングで 31 編の論文が抽出された．さらに，二次スクリーニングとして 13 編の論文をエビデンスとして選択した．

PubMed 文献検索式（2017 年 8 月 3 日検索，色字は検索された文献）

No.	検索式	検索件数
#01	"Fabry Disease"[Mesh]	3,000
#02	Fabry Disease*[TIAB] OR Fabry's Disease*[TIAB] OR alpha Galactosidase A Deficienc*[TIAB] OR Anderson Fabry Disease*[TIAB] OR Angiokeratoma Corporis Diffusum*[TIAB] OR Angiokeratoma Diffuse*[TIAB] OR Ceramide Trihexosidase Deficienc*[TIAB] OR Diffuse Angiokeratoma*[TIAB] OR GLA Deficienc*[TIAB] OR Hereditary Dystopic Lipidosis*[TIAB]	3,513
#03	"Enzyme Replacement Therapy"[Mesh]	1,299
#04	Enzyme Replacement Therap*[TIAB]	3,576
#05	"Pain"[Mesh] OR "Pain Management"[Mesh]	355,957
#06	Pain*[TIAB]	572,889

#07	"Quality of Life" [Mesh]	149,787
#08	"Quality of Life" [TIAB]	204,346
#09	(#1 OR #2) AND (#3 OR #4) AND (#5 OR #6 OR #7 OR #8)	235
#10	#9 AND (JAPANESE [LA] OR ENGLISH [LA])	194
#11	#10 AND ("Cochrane Database Syst Rev" [TA] OR "Meta-Analysis" [PT] OR systematic [SB] OR "Guideline" [PT] OR "Guidelines as Topic" [MH] OR "Consensus" [MH] OR "Consensus Development Conferences as Topic" [MH] OR ((meta-analysis [TI] OR guideline* [TI] OR "systematic review" [TI] OR consensus [TI]) NOT Medline [SB]))	**20**
#12	#10 AND ("Randomized Controlled Trial" [PT] OR "Randomized Controlled Trials as Topic" [MH] OR (random* [TIAB] NOT medline [SB]))	**16**
#13	#12 NOT #11	**12**
#14	#10 AND ("Clinical Study" [PT] OR "Clinical Studies as Topic" [MH] OR ((clinical trial* [TIAB] OR clinical stud* [TIAB] OR case control* [TIAB] OR case comparison* [TIAB] OR observational stud* [TIAB]) NOT medline [SB]))	48
#15	#10 AND ("Epidemiologic Research Design" [MH] OR "Study Characteristics" [PT] OR "Epidemiologic Study Characteristics as Topic" [MH] OR ((cohort* [TIAB] OR comparative stud* [TIAB] OR retrospective stud* [TIAB] OR prospective stud* [TIAB] OR longitudinal* [TIAB] OR control group* [TIAB]) NOT medline [SB]))	108
#16	(#14 OR #15) NOT (#11 OR #13)	**93**

［文　　献］

1) Schiffmann R, *et al*：Enzyme replacement therapy in Fabry disease：a randomized controlled trial. *JAMA* 2001；**285**：2743-2749.

2) Eng CM, *et al*：Safety and efficacy of recombinant human alpha-galactosidase A replacement therapy in Fabry disease. *N Engl J Med* 2001；**345**：9-16.

3) Vedder AC, *et al*：Treatment of Fabry disease：outcome of a comparative trial with agalsidase alfa or beta at a dose 0.2mg/kg. *PLoS One* 2007；**2**：e598.

4) Mehta A, *et al*：Enzyme replacement therapy with agalsidase alfa in patients with Fabry disease：an analysis of registry data. *Lancet* 2009；**374**：1986-1996.

5) Hoffmann B, *et al*：Nature and prevalence of pain in Fabry disease and its response to enzyme replacement therapy：a retrospective analysis from the Fabry Outcome Survey. *Clin J Pain* 2007；**23**：535-542.

6) Beck M, *et al*：Fabry disease：overall effects of agalsidase alfa treatment. *Eur J Clin Invest* 2004；**34**：838-844.

7) Watt T, *et al*：Agalsidase beta treatment is associated with improved quality of life in patients with Fabry disease：findings from the Fabry Registry. *Genet Med* 2010；**12**：703-712.

8) Anderson LJ, *et al*：Long-term effectiveness of enzyme replacement therapy in Fabry disease：results from the NCS-LSD cohort study. *J Inherit Metab Dis* 2014；**37**：969-978.

9) Ramaswami U, *et al*：Enzyme replacement therapy with agalsidase alfa in children with Fabry disease. *Acta Paediatr* 2007；**96**：122-127.

10) Whybra C, *et al*：A 4-year study of the efficacy and tolerability of enzyme replacement therapy with agalsidase alfa in 36 women with Fabry disease. *Genet Med* 2009；**11**：441-449.

11) Hilz MJ, *et al*：Enzyme replacement therapy improves function of C-, Aδ and Aβ-nerve fibers in Fabry neuropathy. *Neurology* 2004；**62**：1066-1072.

12) Shiffmann R, *et al*：Enzyme replacement therapy improves peripheral nerve and sweat function in Fabry disease. *Muscle & Nerve* 2003；**28**：703-710.

13) Biegstraaten M, *et al*：Recommendations for initiation and cessation of enzyme replacement therapy in patients with Fabry disease：the European Fabry Working Group consensus document. *Orphanet J Rare Dis* 2015；**10**：36.

CQ 3-1 ファブリー病に対する酵素補充療法は，被角血管腫を改善させるか？

推奨

　本 CQ に対してエビデンスとなる文献はなく，被角血管腫に対する効果のみを期待して酵素補充療法を行うことは推奨できない．
　　［エビデンスの強さ：**D**，推奨の強さ：なし］

[解　説]

　ファブリー病の被角血管腫に対する酵素補充療法の効果に関する文献はなく，日本で治療経験でも酵素補充療法により被角血管腫が改善もしくは進行を抑制できた症例の経験はない．そのため，被角血管腫に対する効果のみを期待して酵素補充療法を行うことは推奨できない．しかし，ファブリー病患者の初発症状で最も多いのは四肢末端痛であり，被角血管腫のみで発症することは稀である．本解説文は，四肢末端痛をはじめとするファブリー病の他の症状に対する治療として酵素補充療法を施行し，副次的効果として被角血管腫の改善を期待することを否定するものではない．

[審議結果]

　可（14），不可（0），要修正（1）．要修正と指摘された点については修正を行い，再度のメール審議によって承認された．

[検 索 式]

　文献検索はコクランライブラリー（The Cochrane Library），PubMed で，Fabry disease，enzyme replacement therapy，angiokeratoma，hypohidrosis，sweating をキーワードとして用い，検索期間は 2017 年 7 月までとした．

　文献はコクランライブラリーより 9 編，PubMed より 58 編の論文が検索され，抄録査読による一次スクリーニングで 14 編の論文が抽出された．さらに，二次スクリーニングを行ったが，エビデンスとして選択された文献はなかった．

PubMed 文献検索式（2017 年 7 月 11 日検索，色字は検索された文献）

No.	検索式	検索件数
#01	˝Fabry Disease˝ [Mesh]	2,991
#02	Fabry Disease* [TIAB] OR Fabry's Disease* [TIAB] OR alpha Galactosidase A Deficienc* [TIAB] OR Anderson Fabry Disease* [TIAB] OR Angiokeratoma Corporis Diffusum* [TIAB] OR Angiokeratoma Diffuse* [TIAB] OR Ceramide Trihexosidase Deficienc* [TIAB] OR Diffuse Angiokeratoma* [TIAB] OR GLA Deficienc* [TIAB] OR Hereditary Dystopic Lipidosis* [TIAB]	3,494
#03	˝Enzyme Replacement Therapy˝ [Mesh]	1,286
#04	Enzyme Replacement Therap* [TIAB]	3,546
#05	˝Angiokeratoma˝ [Mesh]	665

#06	Angiokeratoma*[TIAB]	912
#07	"Hypohidrosis"[Mesh]	824
#08	Hypohidrosis*[TIAB] OR Anhidrosis*[TIAB]	1,110
#09	"Sweating"[Mesh]	6,324
#10	Sweating*[TIAB]	7,795
#11	(#1 OR #2) AND (#3 OR #4) AND (#5 OR #6 OR #7 OR #8 OR #9 OR #10)	110
#12	#11 AND (JAPANESE[LA] OR ENGLISH[LA])	92
#13	#12 AND ("Cochrane Database Syst Rev"[TA] OR "Meta-Analysis"[PT] OR systematic[SB] OR "Guideline"[PT] OR "Guidelines as Topic"[MH] OR "Consensus"[MH] OR "Consensus Development Conferences as Topic"[MH] OR ((meta-analysis[TI] OR guideline*[TI] OR "systematic review"[TI] OR consensus [TI]) NOT Medline[SB]))	6
#14	#12 AND ("Randomized Controlled Trial"[PT] OR "Randomized Controlled Trials as Topic"[MH] OR (random*[TIAB] NOT medline[SB]))	7
#15	#14 NOT #13	7
#16	#12 AND ("Clinical Study"[PT] OR "Clinical Studies as Topic"[MH] OR ((clinical trial*[TIAB] OR clinical stud*[TIAB] OR case control*[TIAB] OR case comparison*[TIAB] OR observational stud*[TIAB]) NOT medline[SB]))	20
#17	#12 AND ("Epidemiologic Research Design"[MH] OR "Study Characteristics"[PT] OR "Epidemiologic Study Characteristics as Topic"[MH] OR ((cohort*[TIAB] OR comparative stud*[TIAB] OR retrospective stud*[TIAB] OR prospective stud* [TIAB] OR longitudinal*[TIAB] OR control group*[TIAB]) NOT medline[SB]))	51
#18	(#16 OR #17) NOT (#13 OR #15)	45

[文　献]

なし.

CQ 3-2 ファブリー病に対する酵素補充療法は，発汗障害を改善させるか？

推奨

酵素補充療法は，ファブリー病の発汗障害を改善させる可能性がある．
［エビデンスの強さ：C，推奨の強さ：2］

［解　説］

　抽出された論文のうち，酵素補充療法が発汗に影響を与えたという報告は 2 編のみであった．いずれも発汗障害を改善させたという報告であった．

　1 編は，26 例のファブリー病男性患者にアガルシダーゼ α（0.2 mg/kg 隔週投与）を 3 年間投与し，24 例について発汗機能の評価を行った[1]．ただし，発汗測定法は一般のヨウ素デンプン反応を利用したものではなく，定量的軸索反射性発汗試験（quantitative sudomotor axon reflex test：QSART）を用いたものである．この方法は，アセチルコリンをイオントフォレーシス法で皮内に浸透させ，発汗量を測定したものである．結果的に QSART 法は従来のヨウ素デンプン法の結果とよく一致したと報告している．この方法により定量的に発汗機能を評価した結果，24 例中 17 例で発汗量が統計学的有意に増加し，そのうち 4 例は無汗の状態であったものが正常発汗まで回復したと報告している．残りの 7 例は不変であった．

　もう 1 編は，18 例のファブリー病患者（男性患者 12 例，女性ヘテロ患者 6 例）にアガルシダーゼ α（0.2 mg/kg 隔週投与，0.1 mg/kg 毎週投与，0.2 mg/kg 毎週投与の 3 群で比較）を平均 36.7 週間投与した結果，QSART 法による発汗測定で，発汗の増加傾向が認められた（0.2 mg/kg 隔週投与に比べ，0.1 mg/kg 毎週投与，0.2 mg/kg 毎週投与で増加傾向が強かった）と報告している[2]．増加傾向と記載されており，統計学的有意差を検討した記載はない．

［審議結果］

　可（15），不可（0），要修正（0）．

［検 索 式］

　文献検索はコクランライブラリー（The Cochrane Library），PubMed で，Fabry disease，enzyme replacement therapy，angiokeratoma，hypohidrosis，sweating をキーワードとして用い，検索期間は 2017 年 7 月までとした．

　文献はコクランライブラリーより 9 編，PubMed より 58 編の論文が検索され，抄録査読による一次スクリーニングで 14 編の論文が抽出された．さらに，二次スクリーニングとして 2 編の論文をエビデンスとして選択した．

PubMed 文献検索式（2017 年 7 月 11 日検索，色字は検索された文献）

No.	検索式	検索件数
#01	"Fabry Disease"［Mesh］	2,991
#02	Fabry Disease*［TIAB］OR Fabry's Disease*［TIAB］OR alpha Galactosidase A Deficienc*［TIAB］OR Anderson Fabry Disease*［TIAB］OR Angiokeratoma Corporis Diffusum*［TIAB］OR Angiokeratoma Diffuse*［TIAB］OR Ceramide Trihexosidase Deficienc*［TIAB］OR Diffuse Angiokeratoma*［TIAB］OR GLA Deficienc*［TIAB］OR Hereditary Dystopic Lipidosis*［TIAB］	3,494
#03	"Enzyme Replacement Therapy"［Mesh］	1,286
#04	Enzyme Replacement Therap*［TIAB］	3,546
#05	"Angiokeratoma"［Mesh］	665
#06	Angiokeratoma*［TIAB］	912
#07	"Hypohidrosis"［Mesh］	824
#08	Hypohidrosis*［TIAB］OR Anhidrosis*［TIAB］	1,110
#09	"Sweating"［Mesh］	6,324
#10	Sweating*［TIAB］	7,795
#11	（#1 OR #2）AND（#3 OR #4）AND（#5 OR #6 OR #7 OR #8 OR #9 OR #10）	110
#12	#11 AND（JAPANESE［LA］OR ENGLISH［LA］）	92
#13	#12 AND（"Cochrane Database Syst Rev"［TA］OR "Meta-Analysis"［PT］OR systematic［SB］OR "Guideline"［PT］OR "Guidelines as Topic"［MH］OR "Consensus"［MH］OR "Consensus Development Conferences as Topic"［MH］OR （(meta-analysis［TI］OR guideline*［TI］OR "systematic review"［TI］OR consensus［TI］) NOT Medline［SB］））	6
#14	#12 AND（"Randomized Controlled Trial"［PT］OR "Randomized Controlled Trials as Topic"［MH］OR（random*［TIAB］NOT medline［SB］））	7
#15	#14 NOT #13	7
#16	#12 AND（"Clinical Study"［PT］OR "Clinical Studies as Topic"［MH］OR （(clinical trial*［TIAB］OR clinical stud*［TIAB］OR case control*［TIAB］OR case comparison*［TIAB］OR observational stud*［TIAB］) NOT medline［SB］））	20
#17	#12 AND（"Epidemiologic Research Design"［MH］OR "Study Characteristics"［PT］OR "Epidemiologic Study Characteristics as Topic"［MH］OR （(cohort*［TIAB］OR comparative stud*［TIAB］OR retrospective stud*［TIAB］OR prospective stud*［TIAB］OR longitudinal*［TIAB］OR control group*［TIAB］) NOT medline［SB］））	51
#18	（#16 OR #17）NOT（#13 OR #15）	45

［文　　献］

1）Shiffmann R, *et al*：Enzyme replacement therapy improves peripheral nerve and sweat function in Fabry disease. *Muscle & Nerve* 2003；**28**：703-710.
2）Hughes DA, *et al*：A randomized double-blind, placebo-controlled, crossover study to assess the efficacy and safety of three dosing schedules of agalsidase alfa enzyme replacement therapy for Fabry disease. *Mol Genet Metab* 2013；**109**：269-275.

CQ 4 ファブリー病に対する酵素補充療法は，消化器障害を改善させるか？

推奨

　酵素補充療法により，ファブリー病における腹痛，下痢の頻度・重症度，悪心・嘔吐が改善する．特に長期に酵素補充療法を行った場合に改善しやすい．また，小児において改善がより顕著である．

　[エビデンスの強さ：C，推奨の強さ：2]

[解　説]

　評価の参考となる文献は症例数の少ないものが多かった．また，消化器障害は主観的な症状が多く，統計学的な検討を行ったものは少なかった．多くは一定期間の酵素補充療法の効果をベースラインの状況と比較したものであり，概ね消化器症状は改善しているとする報告が多い．

　消化器症状に焦点を当てた大規模コホート研究は，Fabry Outcome Survey(FOS)に登録されている 342 例を対象とした論文 1 編のみであった[1]．

　腹痛症状の検討では，62 例(男性：女性ヘテロ患者 = 41：21 例，小児：成人患者 = 14：48 例)に対しアガルシダーゼ α を 12 か月投与し，酵素補充療法の効果をベースラインと比較した．全体では，ベースラインで 49% のファブリー病患者で腹痛症状を認め，12 か月後の有症率は 39% に減少した．特に，小児患者では腹痛症状の有症率が 64% から 39% に減少し，成人では 44% から 40% の減少であったことから，小児において著明な改善を認めた．腹痛症状の有症率は，小児患者と男性患者で統計学的有意差をもって改善した．同じ研究で酵素補充療法開始後 24 か月フォローアップできた 58 例(男性：女性ヘテロ患者 = 33：25，小児：成人患者 = 10：48)での検討では，ベースラインでは 43% のファブリー病患者で腹痛を認め，24 か月後の有症率は 29% へ有意差をもって減少した．特に女性ヘテロ患者，小児患者で腹痛症状の改善は著明であり，2 年間の酵素補充療法により，女性ヘテロ患者では有症率が 40% から 20% へ，小児患者では 80% から 50% へ低下した．

　下痢症状については，60 例(男性：女性ヘテロ患者 = 39：21 例，小児：成人患者 = 12：48 例)に対しアガルシダーゼ α を 12 か月投与し，酵素補充療法の効果をベースラインと比較した．全体では，ベースラインで 27% のファブリー病患者で下痢症状を認め，12 か月後の有症率は 8% に減少した．下痢症状についても，小児患者において有症率が 36% から 7% に低下し，統計学的有意差をもって改善した．24 か月のフォローアップできた 57 例(男性：女性ヘテロ患者 = 32：25，小児：成人患者 = 11：46)での検討では，下痢症状の有症率は 28% から 26% へ低下した．同じく小児患者において下痢症状の改善は著明であり，2 年間の酵素補充療法により，小児患者では下痢症状の有症率が 45% から 27% へ低下した．

　また，8 〜 16 歳のファブリー病小児患者 16 例(男児 14 例，女児 2 例)に対して，

アガルシダーゼβ（1 mg/kg 隔週投与）を投与した研究では，48 週間投与した時点で，腹痛症状，嘔吐症状の有症率は有意差をもって減少したと報告されている[2]．

　酵素補充療法の用量による影響についての研究では，用量と効果の関係にばらつきを認めた[3, 4]．

［審議結果］

可（15），不可（0），要修正（0）．

［検 索 式］

　文献検索はコクランライブラリー（The Cochrane Library），PubMed で，Fabry disease，enzyme replacement therapy，gastrointestinal symptom，intestinal ischemia，abdominal pain，diarrhea をキーワードとして用い，検索期間は 2017 年 7 月までとした．

　文献はコクランライブラリーより 9 編，PubMed より 32 編の論文が検索され，抄録査読による一次スクリーニングで 13 編の論文が抽出された．さらに，二次スクリーニングとして 4 編の論文をエビデンスとして選択した．

PubMed 文献検索式（2017 年 7 月 12 日検索，色字は検索された文献）

No.	検索式	検索件数
#01	"Fabry Disease"［Mesh］	2,991
#02	Fabry Disease*［TIAB］OR Fabry's Disease*［TIAB］OR alpha Galactosidase A Deficienc*［TIAB］OR Anderson Fabry Disease*［TIAB］OR Angiokeratoma Corporis Diffusum*［TIAB］OR Angiokeratoma Diffuse*［TIAB］OR Ceramide Trihexosidase Deficienc*［TIAB］OR Diffuse Angiokeratoma*［TIAB］OR GLA Deficienc*［TIAB］OR Hereditary Dystopic Lipidosis*［TIAB］	3,494
#03	"Enzyme Replacement Therapy"［Mesh］	1,286
#04	Enzyme Replacement Therap*［TIAB］	3,546
#05	"Signs and Symptoms, Digestive"［Mesh］	138,724
#06	Gastrointestinal Sign*［TIAB］OR Gastrointestinal Symptom*［TIAB］OR Digestive Sign*［TIAB］OR Digestive Symptom*［TIAB］OR Abdominal Pain*［TIAB］OR Acute Abdomen*［TIAB］OR Aerophagy*［TIAB］OR Anorexia*［TIAB］OR Constipation*［TIAB］OR Diarrhea*［TIAB］OR Dyspepsia*［TIAB］OR Encopresis*［TIAB］OR Eructation*［TIAB］OR Flatulence*［TIAB］OR Gagging*［TIAB］OR Halitosis*［TIAB］OR Heartburn*［TIAB］OR Hiccup*［TIAB］OR Hyperphagia*［TIAB］OR Bulimia*［TIAB］OR Nausea*［TIAB］OR Pica*［TIAB］OR Vomiting*［TIAB］OR Hematemesis*［TIAB］OR Morning Sickness*［TIAB］	244,801
#07	"Intestines"［Mesh］AND "Ischemia"［Mesh］	5,584
#08	Intestinal Ischemia*［TIAB］	2,531
#09	"Digestive System Diseases"［Mesh］	1,539,490
#10	Digestive System Disease*［TIAB］OR Gastrointestinal Disease*［TIAB］	9,387
#11	"Digestive System"［Mesh］	1,123,841
#12	Digestive System*［TIAB］OR Gastrointestinal System*［TIAB］	12,254

#13	(#1 OR #2) AND (#3 OR #4) AND (#5 OR #6 OR #7 OR #8 OR #9 OR #10 OR #11 OR #12)	67
#14	#13 AND (JAPANESE[LA] OR ENGLISH[LA])	59
#15	#14 AND ("Cochrane Database Syst Rev"[TA] OR "Meta-Analysis"[PT] OR systematic[SB] OR "Guideline"[PT] OR "Guidelines as Topic"[MH] OR "Consensus"[MH] OR "Consensus Development Conferences as Topic"[MH] OR ((meta-analysis[TI] OR guideline*[TI] OR "systematic review"[TI] OR consensus[TI]) NOT Medline[SB]))	4
#16	#14 AND ("Randomized Controlled Trial"[PT] OR "Randomized Controlled Trials as Topic"[MH] OR (random*[TIAB] NOT medline[SB]))	1
#17	#16 NOT #15	1
#18	#14 AND ("Clinical Study"[PT] OR "Clinical Studies as Topic"[MH] OR ((clinical trial*[TIAB] OR clinical stud*[TIAB] OR case control*[TIAB] OR case comparison*[TIAB] OR observational stud*[TIAB]) NOT medline[SB]))	12
#19	#14 AND ("Epidemiologic Research Design"[MH] OR "Study Characteristics"[PT] OR "Epidemiologic Study Characteristics as Topic"[MH] OR ((cohort*[TIAB] OR comparative stud*[TIAB] OR retrospective stud*[TIAB] OR prospective stud*[TIAB] OR longitudinal*[TIAB] OR control group*[TIAB]) NOT medline[SB]))	29
#20	(#18 OR #19) NOT (#15 OR #17)	27

［文　　献］

1) Hoffmann B, *et al*：Gastrointestinal symptoms in 342 patients with Fabry Disease：prevalence and response to enzyme replacement. *Clin gastroenterol Hepatol* 2007；**5**：1447-1453.
2) Wraith JE, *et al*：Safety and efficacy of enzyme replacement therapy with agalsidase beta：an international, open-label study in pediatric patients with Fabry Disease. *J Pediatr* 2008；**152**：563-570.
3) Weidermann F, *et al*：Patients with Fabry disease after enzyme replacement therapy dose reduction versus treatment switch. *J Am Soc Nephrol* 2014；**25**：837-849.
4) Lenderes M, *et al*：Serum-Mediated Inhibition of Enzyme Repalacement Therapy in Fabry Disease. *J Am Soc Nephrol* 2016；**27**：256-264.

CQ 5　ファブリー病に対する酵素補充療法は，循環器合併症を改善させるか？

推奨

　酵素補充療法により，左室筋重量の減少または安定，局所左心機能の改善，心筋内のグロボトリアオシルセラミド(Gb3)蓄積の減少，運動耐容能の改善が認められる.
　[エビデンスの強さ：**C**，推奨の強さ：**2**]

[解　説]

　抽出されたランダム化比較検討試験(randomized controlled trial：RCT)での研究論文は2編であり，エビデンスの質としては高いが解析症例数が少なかった[1,2].

　酵素補充療法で治療したファブリー病患者の治療前後の検査値の比較をもって評価を行った観察研究は18編抽出された．文献の多くは，心エコー検査により推定した左室心筋重量の値を酵素補充療法前後で比較したもので，エビデンスとしての信頼性はあまり高くないが，概ね減少または安定化する傾向が認められた[3-20].また，運動耐容能に関する検討では，酵素補充療法により運動耐容能の改善が認められたと報告されている[9].

　心筋の線維化の進行度と酵素補充療法の効果を検討した報告では[21]，線維化のない群において，左室心筋重量，運動耐容能の改善を認め，線維化のある群では改善を認めなかったと報告されており，心筋の線維化を認めない早期から酵素補充療法を開始することがより有効であると考えられている．また，末期腎不全の合併など重症進行例では酵素補充療法を実施したにも関わらず左室心筋重量が増加したとの報告もあり[14,18]，病状が進行する前に酵素補充療法を開始することがより有効である可能性が示唆されている.

[審議結果]

　可(15)，不可(0)，要修正(0).

[検　索　式]

　文献検索はコクランライブラリー(The Cochrane Library)，PubMed で，Fabry disease，enzyme replacement therapy，cardiac hypertrophy，cardiac function，arrhythmia をキーワードとして用い，検索期間は2017年7月までとした.

　文献はコクランライブラリーより16編，PubMed より162編の論文が検索され，抄録査読による一次スクリーニングで25編の論文が抽出された．さらに，二次スクリーニングとして21編の論文をエビデンスとして選択した.

PubMed 文献検索式(2017年7月12日検索，色字は検索された文献)

No.	検索式	検索件数
#01	"Fabry Disease"[Mesh]	2,991

#02	Fabry Disease*［TIAB］OR Fabry's Disease*［TIAB］OR alpha Galactosidase A Deficienc*［TIAB］OR Anderson Fabry Disease*［TIAB］OR Angiokeratoma Corporis Diffusum*［TIAB］OR Angiokeratoma Diffuse*［TIAB］OR Ceramide Trihexosidase Deficienc*［TIAB］OR Diffuse Angiokeratoma*［TIAB］OR GLA Deficienc*［TIAB］OR Hereditary Dystopic Lipidosis*［TIAB］	3,494
#03	"Enzyme Replacement Therapy"［Mesh］	1,286
#04	Enzyme Replacement Therap*［TIAB］	3,546
#05	"Cardiomegaly"［Mesh］	49,622
#06	Cardiomegaly［TIAB］OR Heart Enlargement*［TIAB］OR Enlarged Heart*［TIAB］OR Cardiac Hypertroph*［TIAB］OR Heart Hypertroph*［TIAB］OR Ventricular Hypertroph*［TIAB］	32,451
#07	"Arrhythmias, Cardiac"［Mesh］	185,741
#08	Arrhythmia*［TIAB］OR Adams-Stokes Syndrome*［TIAB］OR Andersen Syndrome*［TIAB］OR Atrial Fibrillation*［TIAB］OR Atrial Flutter*［TIAB］OR Atrial Premature Complex*［TIAB］OR Atrioventricular Block*［TIAB］OR Bradycardia*［TIAB］OR Brugada Syndrome*［TIAB］OR Bundle-Branch Block*［TIAB］OR Cardiac Sinus Arrest*［TIAB］OR Commotio Cordis*［TIAB］OR Heart Block*［TIAB］OR Jervell-Lange Nielsen Syndrome*［TIAB］OR Long QT Syndrome*［TIAB］OR Lown-Ganong-Levine Syndrome*［TIAB］OR Mahaim-Type Pre-Excitation*［TIAB］OR Parasystole*［TIAB］OR Pre-Excitation Syndrome*［TIAB］OR Premature Cardiac Complex*［TIAB］OR Romano-Ward Syndrome*［TIAB］OR Sick Sinus Syndrome*［TIAB］OR Sinoatrial Block*［TIAB］OR Tachycardia*［TIAB］OR Ventricular Fibrillation*［TIAB］OR Ventricular Flutter*［TIAB］OR Ventricular Premature Complex*［TIAB］OR Wolff-Parkinson-White Syndrome*［TIAB］	202,404
#09	"Heart Function Tests"［Mesh］	497,488
#10	Cardiac Function*［TIAB］OR Heart Function*［TIAB］	33,128
#11	"Heart"［Mesh］	458,216
#12	Heart*［TIAB］	764,408
#13	（#1 OR #2）AND（#3 OR #4）AND（#5 OR #6 OR #7 OR #8 OR #9 OR #10 OR #11 OR #12）	299
#14	#13 AND（JAPANESE［LA］OR ENGLISH［LA］）	262
#15	#14 AND（"Cochrane Database Syst Rev"［TA］OR "Meta-Analysis"［PT］OR systematic［SB］OR "Guideline"［PT］OR "Guidelines as Topic"［MH］OR "Consensus"［MH］OR "Consensus Development Conferences as Topic"［MH］OR （（meta-analysis［TI］OR guideline*［TI］OR "systematic review"［TI］OR consensus［TI］）NOT Medline［SB］））	18
#16	#14 AND（"Randomized Controlled Trial"［PT］OR "Randomized Controlled Trials as Topic"［MH］OR（random*［TIAB］NOT medline［SB］））	18
#17	#16 NOT #15	14
#18	#14 AND（"Clinical Study"［PT］OR "Clinical Studies as Topic"［MH］OR（（clinical trial*［TIAB］OR clinical stud*［TIAB］OR case control*［TIAB］OR case comparison*［TIAB］OR observational stud*［TIAB］）NOT medline［SB］））	49
#19	#14 AND（"Epidemiologic Research Design"［MH］OR "Study Characteristics"［PT］OR "Epidemiologic Study Characteristics as Topic"［MH］OR（（cohort*［TIAB］OR comparative stud*［TIAB］OR retrospective stud*［TIAB］OR prospective stud*［TIAB］OR longitudinal*［TIAB］OR control group*［TIAB］）NOT medline［SB］））	152

| #20 | （#18 OR #19）NOT（#15 OR #17） | 130 |

［文　　献］

1）Schiffmann R, *et al*：Enzyme replacement therapy in Fabry disease：randomized control traial. *JAMA* 2001；**285**；2743-2749.

2）Eng CM, *et al*：A phase 1/2 clinical trial of enzyme replacement in Fabry disease：pharmacokinetic, substrate clearnce and safety studies. *Am J Hum Genet* 2001；**68**；711-722.

3）Baehner F, *et al*：Enzyme replacement therapy in heterozygous females with Fabry disease：result of a phase IIIB study. *J Inherit Metab Dis* 2003；**26**；617-627.

4）Weidemann F, *et al*：Improvement of cardiac function during enzyme replacement thrrapy in patients with Fabry disease：a prospective strain rate imaging study. *Circulation* 2003；**108**；1299-1301.

5）Beck M, *et al*：Fabry disease：overall effects of agalsidase alfa treatment. *Eur J Clin Invest* 2004；**34**；838-844.

6）Pisani A, *et al*：Enzyme replacement therapy in Fabry disease patientes undergoing dialysis：effects on quality of life and organ involvement. *Am J Kidney Dis* 2005；**46**；120-127.

7）Bierer G：improvement in serial cardiopulmonary exercise testing following enzyme replacement therapy in Fabry disease. *J Inherit Metab Dis* 2006；**29**；572-579.

8）Hughes DA, *et al*：Effects of enzyme replacement therapy on the cardiomyopathy of Anderson-Fabry disease：a randomised double-blind, pracebo-controlled clinical trial of agalsidase alfa. *Heart* 2008；**94**；153-158.

9）Lobo T, *et al*：Cardiovascular testing in Fabry disease：exercize capacity reduction, chronotropic incompetence and improved anaerobic threshold after enzyme replacement. *Intern Med J* 2008；**38**；407-414.

10）Thurberg BL, *et al*：Cardiac microvascular pathology in Fabry disease：evaluation of endomyocardial biopsies before and after enzyme replacement therapy. *Circulation* 2009；**119**；2561-2567.

11）Mehta A, *et al*：Enzyme replacement therapy with agalsidase alfa in patients with Fabry's disease：an analysis of registry data. *Lancet* 2009；**374**；1986-1996.

12）Collin C, *et al*：Long-term changes in arterial structure and function and left ventricular geometry after enzyme replacement therapy in patients affected with Fabry disease. *Eur J Prev Cardiol* 2012；**19**；43-54.

13）Rombach SM, *et al*：Long term enzyme replacement therapy for Fabry disease：effectiveness on kidney, heart and brain. *Orphanet J Rare Dis* 2013；**8**；47.

14）Weidemann F, *et al*：Long-term outcome of enzyme-replacement therapy in advanced Fabry disease：evidence for disease progression towards serious complications. *J Intern Med* 2013；**274**；331-341.

15）Anderson LJ, *et al*：Long-term effectiveness of enzyme replacement therapy in Fabry disease：results from the NCS-LSD cohort study. *J Inherit Metab Dis* 2014；**37**；969-978.

16）Beck M, *et al*：Long-term effectiveness of agalsidase alfa enzyme replacement in Fabry disease：A Fabry Outcome Survey analysis. *Mol Genet Metab Rep* 2015；**3**；21-27.

17）Kampmann C, *et al*：Effectiveness of agalsidase alfa enzyme replacement in Fabry disease：cardiac outcomes after 10 years' treatment. *Orphanet J Rare Dis* 2015；**10**；125.

18）Talbot AS, *et al*：Cardiovascular outcomes in Fabry disease are linked to severity of chronic kidney disease. *Heart* 2015；**101**；287-293.

19）Madsen CV, *et al*：Echocardiographic and clinical findings in patients with Fabry disease during long-term enzyme replacement therapy：a nationwide Danish cohort study. *Scand Cardiovasc J* 2017；**51**；207-216.

20）Pichette M, *et al*：Impaired left atrial function in Fabry disease：A longitudinal speckle-tracking echocardiography study. *J Am Soc Echocardiogr* 2017；**30**；170-179.

21）Weidemann F, *et al*：Long-term effects of enzyme replacement therapy on Fabry cardiomyopathy：evidence for a better outcome with early treatment. *Circulation* 2009；**119**；524-529.

CQ 6 ファブリー病に対する酵素補充療法は，腎合併症を改善させるか？

推奨

　酵素補充療法により，腎臓内のグロボトリアオシルセラミド（Gb3）蓄積の減少，腎機能低下の抑制が認められる．腎障害が軽度な例や尿タンパクが低値である例において有効である．

　［エビデンスの強さ：C，推奨の強さ：2］

［解　説］

　本 CQ に対して選択されたランダム化比較検討試験（randomized controlled trial：RCT）は 2 編[1, 2]，観察研究は 17 編（前向き研究 10 編[3-12]，後ろ向き研究 7 編[13-19]）であった．RCT におけるエンドポイントとして，腎からの Gb3 除去[1]，腎を含む複合エンドポイント[2]が採用されている．

　腎機能低下の軽度な例［推算糸球体濾過量（eGFR）55 〜 60 以上］や，尿タンパクの少ない例（1 g/ 日未満）に，酵素補充療法が有効である報告が多い．酵素補充療法開始年齢が高く（40 歳以上），尿タンパクが多く（1 g/ 日以上），腎生検の硬化糸球体の割合が高い（50% 以上）ほど，酵素補充療法にも関わらず腎機能低下が進行することが報告されており[7]，腎障害の早期から酵素補充療法を開始することがより有効である可能性が示唆されている．

［審議結果］

　可（15），不可（0），要修正（0）．

［検 索 式］

　文献検索はコクランライブラリー（The Cochrane Library），PubMed で，Fabry disease, enzyme replacement therapy, podocyte, proteinuria, glomerular filtration rate をキーワードとして用い，検索期間は 2017 年 7 月とした．

　文献はコクランライブラリーより 16 編，PubMed より 99 編の論文が検索され，抄録査読による一次スクリーニングで 31 編の論文が抽出された．さらに，二次スクリーニングとして 19 編の論文をエビデンスとして選択した．

PubMed 文献検索式（2017 年 7 月 13 日検索，色字は検索された文献）

No.	検索式	検索件数
#01	"Fabry Disease"[Mesh]	3,000
#02	Fabry Disease*[TIAB] OR Fabry's Disease*[TIAB] OR alpha Galactosidase A Deficienc*[TIAB] OR Anderson Fabry Disease*[TIAB] OR Angiokeratoma Corporis Diffusum*[TIAB] OR Angiokeratoma Diffuse*[TIAB] OR Ceramide Trihexosidase Deficienc*[TIAB] OR Diffuse Angiokeratoma*[TIAB] OR GLA Deficienc*[TIAB] OR Hereditary Dystopic Lipidosis*[TIAB]	3,513
#03	"Enzyme Replacement Therapy"[Mesh]	1,299

#04	Enzyme Replacement Therap*［TIAB］	3,576
#05	"Podocytes"［Mesh］	2,907
#06	"Proteinuria"［Mesh］	35,850
#07	"Glomerular Filtration Rate"［Mesh］	37,664
#08	Podocyte*［TIAB］OR Proteinuria*［TIAB］OR Glomerular Filtration Rate*［TIAB］	70,887
#09	（#1 OR #2）AND（#3 OR #4）AND（#5 OR #6 OR #7 OR #8）	176
#10	#9 AND（JAPANESE［LA］OR ENGLISH［LA］）	159
#11	#10 AND（"Cochrane Database Syst Rev"［TA］OR "Meta-Analysis"［PT］OR systematic［SB］OR "Guideline"［PT］OR "Guidelines as Topic"［MH］OR "Consensus"［MH］OR "Consensus Development Conferences as Topic"［MH］OR （（meta-analysis［TI］OR guideline*［TI］OR "systematic review"［TI］OR consensus ［TI］）NOT Medline［SB］））	10
#12	#10 AND（"Randomized Controlled Trial"［PT］OR "Randomized Controlled Trials as Topic"［MH］OR（random*［TIAB］NOT medline［SB］））	9
#13	#12 NOT #11	8
#14	#10 AND（"Clinical Study"［PT］OR "Clinical Studies as Topic"［MH］OR（（clinical trial*［TIAB］OR clinical stud*［TIAB］OR case control*［TIAB］OR case comparison*［TIAB］OR observational stud*［TIAB］）NOT medline［SB］））	37
#15	#10 AND（"Epidemiologic Research Design"［MH］OR "Study Characteristics"［PT］OR "Epidemiologic Study Characteristics as Topic"［MH］OR（（cohort*［TIAB］OR comparative stud*［TIAB］OR retrospective stud*［TIAB］OR prospective stud* ［TIAB］OR longitudinal*［TIAB］OR control group*［TIAB］）NOT medline［SB］））	92
#16	（#14 OR #15）NOT（#11 OR #13）	81

［文　献］

1）Eng CM, et al：Safety and efficacy of recombinant human α-galactosidase A replacement therapy in Fabry's disease. *N Eng J Med* 2001；**345**：9-16.
2）Banikazemi M, et al：Agalsidase-beta therapy for advanced Fabry disease：a randomized trial. *Ann Intern Med* 2007；**146**（2）：77-86.
3）Thurberg BL, et al：Globotriaosylceramide accumulation in the Fabry kidney is cleared from multiple cell types after enzyme replacement therapy. *Kidney Int* 2002；**62**：1933-1946.
4）Wilcox WR, et al：Long-term safety and efficacy of enzyme replacement therapyfor fabry disease. *Am J Hum Genet* 2004；**75**：65-74.
5）Schiffmann R, et al：Long-term therapy with agalsidase alfa for Fabry disease：safety and effects on renal function in a home infusion setting. *Nephrol Dial Transplant* 2006；**21**：345-354.
6）Schwarting A, et al：Enzyme replacement therapy and renal function in 201 patients with Fabry disease. *Clin Nephrol* 2006；**66**：77-84.
7）Germain DP, et al：Sustained, long-term renal stabilization after 54 months of agalsidase beta therapy in patients with Fabry disease. *J Am Soc Nephrol* 2007；**18**：1547-1557.
8）Schiffmann R, et al：Weekly enzyme replacement therapy may slow decline of renal function in patients with Fabry disease who are on long-term biweekly dosing. *J Am Soc Nephrol* 2007；**18**：1576-1583.
9）Mehta A, et al：Enzyme replacement therapy with agalsidase alfa in patients with Fabry's disease：an analysis of registry data. *Lancet* 2009；**374**：1986-1996.
10）Germain DP, et al：Ten-year outcome of enzyme replacement therapy with agalsidase beta in patients with Fabry disease. *J Med Genet* 2015；**52**：353-358.
11）Goker-Alpan O, et al：An open-label clinical trial of agalsidase alfa enzyme replacement therapy in children with Fabry disease who are naive to enzyme replacement therapy. *Drug Des Devel Ther*

2016；**10**：1771-1781.

12） Nowak A, *et al*：Disease progression modeling to evaluate the effects of enzyme replacement therapy on kidney function in adult patients with the classic phenotype of Fabry disease. *Kidney Blood Press Res* 2017；**42**：1-15.

13） Feriozzi S, *et al*：Agalsidase alfa slows the decline in renal function in patients with Fabry disease. *Am J Nephrol* 2009；**29**：353-361.

14） Anderson L, *et al*：Long-term effectiveness of enzyme replacement therapy in Fabry disease：results from the NCS-LSD cohort study. *J Inherit Metab Dis* 2014；**37**：969-978.

15） Beck M, *et al*：Long-term effectiveness of agalsidase alfa enzyme replacement in Fabry disease：A Fabry Outcome Survey analysis. *Mol Genet Metab Rep* 2015；**3**：21-27.

16） Lenders M, *et al*：Patients with Fabry Disease after Enzyme Replacement Therapy Dose Reduction and Switch-2-Year Follow-Up. *J Am Soc Nephrol* 2016；**27**：952-962.

17） Najafian B, *et al*：One Year of Enzyme Replacement Therapy Reduces Globotriaosylceramide Inclusions in Podocytes in Male Adult Patients with Fabry Disease. *PloS One* 2016；**11**：e0152812.

18） Arends M, *et al*：Retrospective study of long-term outcomes of enzyme replacement therapy in Fabry disease：Analysis of prognostic factors. *PloS One* 2017；**12**：e0182379.

19） Tsuboi K, *et al*：Efficacy and safety of enzyme-replacement-therapy with agalsidase alfa in 36 treatment-naive Fabry disease patients. *BMC Pharmacol Toxicol* 2017；**18**：43.

CQ 7-1　ファブリー病に対する酵素補充療法は，脳卒中の頻度を軽減させるか？

推奨

　酵素補充療法によりファブリー病の脳卒中の頻度を軽減させる可能性がある．進行例では酵素補充療法による脳卒中発症リスクの軽減は期待できないため，より早期からの酵素補充療法を開始することにより脳卒中発症リスクの軽減が期待しうる．

　［エビデンスの強さ：C，推奨の強さ：2］

[解　説]

　ファブリー病における脳卒中の頻度を軽減させる有効性に関して，現時点で明確に論じている報告は少ない．ランダム化比較検討試験（randomized controlled trial：RCT），前向きコホート研究実施の論文を対象とし酵素補充療法による脳梗塞発症リスクを検討したシステマティックレビュー[1]では，引用論文中 RCT の報告は1編であった[2]．ファブリー病成人患者82例を対象としたアガルシダーゼβによる酵素補充療法3年間の RCT 研究[2]では，酵素補充療法群51例中では一過性脳虚血発作（transient ischemic attack：TIA）あるいは脳卒中を発症した例は認められず（0%），プラセボ群31例では2例（6.4%）に TIA あるいは脳卒中を認めたが，統計学的有意差は認められなかった（$P = 0.14$）．

　Fabry Registry での成人患者 1,044 例（年齢中央値40歳，男性641例，女性403例）を対象とした5年間の酵素補充療法の臓器障害予防効果に関する研究[3]では，酵素補充療法を6か月以上継続することにより，脳卒中発症率が低下すると報告されている．英国のライソゾーム病レジストリーでの酵素補充療法の効果についての検討では，酵素補充療法群と非治療群において，TIA あるいは脳梗塞の発症率に有意差を認めなかったとされているが，この報告では治療期間が 0 ～ 9.7 年と研究対象の治療期間が不均一であり，信頼性に乏しい．前述の RCT では，3年間の酵素補充療法群では脳血管障害の発症例はなく，Fabry Registry の検討では酵素補充療法により脳卒中の発症率は低下すると報告されていることから，酵素補充療法によりファブリー病の脳卒中の頻度を軽減させる可能性があると考えられる．

　また，Fabry Registry でのファブリー病進行例（酵素補充療法開始平均年齢40歳）を対象とした酵素補充療法の長期予後の研究[5]では，ファブリー病成人患者40例（男性31例，女性9例）を対象として検討し，4例で心原性由来と思われる脳梗塞，3例で TIA を発症したことから，進行症例においては酵素補充療法を行っても脳卒中発症リスクは軽減しないと報告されている．

[審議結果]

　可（13），不可（0），要修正（2）．要修正と指摘された点については修正を行い，再度のメール審議によって承認された．

[検 索 式]

　文献検索はコクランライブラリー（The Cochrane Library），PubMed で，Fabry disease，enzyme replacement therapy，stroke，cerebrovascular disease，leukoencephalopathy，psychiatric disturbance をキーワードとして用い，検索期間は 2017 年 7 月までとした．

　文献はコクランライブラリーより 24 編，PubMed より 404 編の論文が検索され，抄録査読による一次スクリーニングで 26 編の論文が抽出された．さらに，二次スクリーニングとして 5 編の論文をエビデンスとして選択した．

PubMed 文献検索式（2017 年 7 月 13 日検索，色字は検索された文献）

No.	検索式	検索件数
#01	"Fabry Disease"[Mesh]	2,991
#02	Fabry Disease*[TIAB] OR Fabry's Disease*[TIAB] OR alpha Galactosidase A Deficienc*[TIAB] OR Anderson Fabry Disease*[TIAB] OR Angiokeratoma Corporis Diffusum*[TIAB] OR Angiokeratoma Diffuse*[TIAB] OR Ceramide Trihexosidase Deficienc*[TIAB] OR Diffuse Angiokeratoma*[TIAB] OR GLA Deficienc*[TIAB] OR Hereditary Dystopic Lipidosis*[TIAB]	3,494
#03	"Enzyme Replacement Therapy"[Mesh]	1,286
#04	Enzyme Replacement Therap*[TIAB]	3,547
#05	"Stroke"[Mesh]	106,039
#06	Stroke*[TIAB] OR Cerebrovascular Accident*[TIAB] OR Brain Vascular Accident*[TIAB] OR Apoplexy[TIAB] OR Brain Infarction*[TIAB] OR Brain Stem Infarction*[TIAB] OR Cerebral Infarction*[TIAB]	214,346
#07	"Cerebrovascular Disorders"[Mesh]	317,599
#08	Cerebrovascular Disorder*[TIAB] OR Intracranial Vascular Disease*[TIAB] OR Intracranial Vascular Disorder*[TIAB] OR Cerebrovascular Disease*[TIAB] OR Brain Vascular Disorder*[TIAB] OR Cerebrovascular Occlusion*[TIAB] OR Cerebrovascular Insufficienc*[TIAB]	21,824
#09	"Leukoencephalopathies"[Mesh]	27,745
#10	Leukoencephalopath*[TIAB] OR White Matter Disease*[TIAB] OR Vanishing White Matter Leukodystroph*[TIAB] OR CACH Syndrome*[TIAB] OR Myelinosis Centralis Diffusa*[TIAB] OR CACH VWM Syndrome*[TIAB] OR Vascular Dementia*[TIAB] OR Diffuse Cerebral Sclerosis of Schilder*[TIAB] OR Acute Disseminated Encephalomyelitis*[TIAB] OR Autoimmune Experimental Encephalomyelitis*[TIAB] OR Acute Hemorrhagic Leukoencephalitis*[TIAB] OR Hereditary Central Nervous System Demyelinating Disease*[TIAB] OR Adrenoleukodystroph*[TIAB] OR Alexander Disease*[TIAB] OR Canavan Disease*[TIAB] OR Globoid Cell Leukodystroph*[TIAB] OR Metachromatic Leukodystroph*[TIAB] OR Pelizaeus-Merzbacher Disease*[TIAB]	18,120
#11	"Mental Disorders"[Mesh]	1,076,245
#12	Mental Disorder*[TIAB] OR Psychiatric Disturbance*[TIAB] OR Psychiatric Diagnosis*[TIAB] OR Behavior Disorder*[TIAB] OR Acquired Dyslexia*[TIAB] OR Adjustment Disorder*[TIAB] OR Agoraphobia*[TIAB] OR Alcohol-Related Disorder*[TIAB] OR Amnesia*[TIAB] OR Amphetamine-Related Disorder*[TIAB] OR Anorexia Nervosa*[TIAB] OR Antisocial Personality Disorder*	432,178

［TIAB］OR Anxiety Disorder*［TIAB］OR Attention Deficit and Disruptive Behavior Disorder*［TIAB］OR Binge-Eating Disorder*［TIAB］OR Bipolar and Related Disorder*［TIAB］OR Bipolar Disorder*［TIAB］OR Body Dysmorphic Disorder* ［TIAB］OR Borderline Personality Disorder*［TIAB］OR Bulimia Nervosa* ［TIAB］OR Capgras Syndrome*［TIAB］OR Child Behavior Disorder*［TIAB］ OR Cocaine-Related Disorder*［TIAB］OR Cognition Disorder*［TIAB］OR Communication Disorder*［TIAB］OR Compulsive Personality Disorder*［TIAB］OR Consciousness Disorder*［TIAB］OR Conversion Disorder*［TIAB］OR Cyclothymic Disorder*［TIAB］OR Delirium*［TIAB］OR Delusional Parasitosis*Mental Disorder*［TIAB］OR Psychiatric Disturbance*［TIAB］OR Psychiatric Diagnosis*［TIAB］OR Behavior Disorder*［TIAB］OR Acquired Dyslexia*［TIAB］ OR Adjustment Disorder*［TIAB］OR Agoraphobia*［TIAB］OR Alcohol-Related Disorder*［TIAB］OR Amnesia*［TIAB］OR Amphetamine-Related Disorder* ［TIAB］OR Anorexia Nervosa*［TIAB］OR Antisocial Personality Disorder* ［TIAB］OR Anxiety Disorder*［TIAB］OR Attention Deficit and Disruptive Behavior Disorder*［TIAB］OR Binge-Eating Disorder*［TIAB］OR Bipolar and Related Disorder*［TIAB］OR Bipolar Disorder*［TIAB］OR Body Dysmorphic Disorder*［TIAB］OR Borderline Personality Disorder*［TIAB］OR Bulimia Nervosa*［TIAB］OR Capgras Syndrome*［TIAB］OR Child Behavior Disorder* ［TIAB］OR Cocaine-Related Disorder*［TIAB］OR Cognition Disorder*［TIAB］ OR Communication Disorder*［TIAB］OR Compulsive Personality Disorder* ［TIAB］OR Consciousness Disorder*［TIAB］OR Conversion Disorder*［TIAB］OR Cyclothymic Disorder*［TIAB］OR Delirium*［TIAB］OR Delusional Parasitosis* ［TIAB］OR Dementia*［TIAB］OR Dependent Personality Disorder*［TIAB］OR Depressive Disorder*［TIAB］OR Developmental Disabilit*［TIAB］OR Dissociative Disorder*［TIAB］OR Dyspareunia*［TIAB］OR Dyssomnias*［TIAB］OR Eating Disorder*［TIAB］OR Elimination Disorder*［TIAB］OR Encopresis*［TIAB］OR Enuresis*［TIAB］OR Erectile Dysfunction*［TIAB］OR Exhibitionism*［TIAB］ OR Factitious Disorder*［TIAB］OR Feeding Disorder*［TIAB］OR Female Athlete Triad Syndrome*［TIAB］OR Fetishism*［TIAB］OR Firesetting Behavior*［TIAB］ OR Gambling*［TIAB］OR Gender Dysphoria*［TIAB］OR Histrionic Personality Disorder*［TIAB］OR Hypochondriasis*［TIAB］OR Inhalant Abuse*［TIAB］ OR Intellectual Disabilit*［TIAB］OR Intravenous Substance Abuse*［TIAB］OR Learning Disorder*［TIAB］OR Marijuana Abuse*［TIAB］OR Masochism*［TIAB］ OR Mood Disorder*［TIAB］OR Morgellons Disease*［TIAB］OR Motor Disorder* ［TIAB］OR Motor Skills Disorder*［TIAB］OR Multiple Personality Disorder* ［TIAB］OR Mutism*［TIAB］OR Neonatal Abstinence Syndrome*［TIAB］OR Neurasthenia*［TIAB］OR Neurocirculatory Asthenia*［TIAB］OR Neurocognitive Disorder*［TIAB］OR Neurodevelopmental Disorder*［TIAB］OR Neurotic Disorder* ［TIAB］OR Obsessive-Compulsive Disorder*［TIAB］OR Opioid-Related Disorder* ［TIAB］OR Panic Disorder*［TIAB］OR Paranoid Disorder*［TIAB］OR Paranoid Personality Disorder*［TIAB］OR Paraphilic Disorder*［TIAB］OR Parasomnias* ［TIAB］OR Passive-Aggressive Personality Disorder*［TIAB］OR Pedophilia* ［TIAB］OR Personality Disorder*［TIAB］OR Pervasive Child Development Disorder*［TIAB］OR Phencyclidine Abuse*［TIAB］OR Phobic Disorder*［TIAB］ OR Pica*［TIAB］OR Premature Ejaculation*［TIAB］OR Psychological Sexual Dysfunction*［TIAB］OR Psychotic Affective Disorder*［TIAB］OR Psychotic Disorder*［TIAB］OR Reactive Attachment Disorder*［TIAB］OR Sadism*［TIAB］ OR Schizoid Personality Disorder*［TIAB］OR Schizophrenia Spectrum and Other Psychotic Disorder*［TIAB］OR Schizophrenia*［TIAB］OR Schizotypal Personality Disorder*［TIAB］OR Separation Anxiety*［TIAB］OR Sexual and Gender Disorder* ［TIAB］OR Sleep Wake Disorder*［TIAB］OR Somatoform Disorder*［TIAB］OR

	Stereotypic Movement Disorder*［TIAB］ OR Stressor Related Disorder*［TIAB］ OR Substance Withdrawal Syndrome*［TIAB］ OR Substance-Induced Psychose*［TIAB］ OR Substance-Related Disorder*［TIAB］ OR Tic Disorder*［TIAB］ OR Tobacco Use Disorder*［TIAB］ OR Transvestism*［TIAB］ OR Trauma Related Disorder* ［TIAB］ OR Traumatic Stress Disorder*［TIAB］ OR Trichotillomania*［TIAB］ OR Vaginismus*［TIAB］ OR Voyeurism*［TIAB］	
#13	(#1 OR #2) AND (#3 OR #4) AND (#5 OR #6 OR #7 OR #8 OR #9 OR #10 OR #11 OR #12)	767
#14	#13 AND (JAPANESE［LA］ OR ENGLISH［LA］)	676
#15	#14 AND ("Cochrane Database Syst Rev"［TA］ OR "Meta-Analysis"［PT］ OR systematic［SB］ OR "Guideline"［PT］ OR "Guidelines as Topic"［MH］ OR "Consensus"［MH］ OR "Consensus Development Conferences as Topic"［MH］ OR ((meta-analysis［TI］ OR guideline*［TI］ OR "systematic review"［TI］ OR consensus ［TI］) NOT Medline［SB］))	31
#16	#14 AND ("Randomized Controlled Trial"［PT］ OR "Randomized Controlled Trials as Topic"［MH］ OR (random*［TIAB］ NOT medline［SB］))	35
#17	#16 NOT #15	31
#18	#14 AND ("Clinical Study"［PT］ OR "Clinical Studies as Topic"［MH］ OR ((clinical trial*［TIAB］ OR clinical stud*［TIAB］ OR case control*［TIAB］ OR case comparison*［TIAB］ OR observational stud*［TIAB］) NOT medline［SB］))	110
#19	#14 AND ("Epidemiologic Research Design"［MH］ OR "Study Characteristics"［PT］ OR "Epidemiologic Study Characteristics as Topic"［MH］ OR ((cohort*［TIAB］ OR comparative stud*［TIAB］ OR retrospective stud*［TIAB］ OR prospective stud* ［TIAB］ OR longitudinal*［TIAB］ OR control group*［TIAB］) NOT medline［SB］))	387
#20	(#18 OR #19) NOT (#15 OR #17)	342

［文　献］

1）Schaefer RM, *et al*：Enzyme replacement therapy for Fabry disease：a systematic review of available evidence. *Drugs* 2009：**69**：2179-2205.

2）Banikazemi M, *et al*：Agalsidase-beta therapy for advanced Fabry disease：a randomized trial. *Ann Intern Med* 2007：**146**：77-86.

3）Ortiz A, *et al*：Time to treatment benefit for adult patients with Fabry disease receiving agalsidase β：data from the Fabry Registry. *J Med Genet* 2016：**53**：495-502.

4）Anderson LJ, *et al*：Long-term effectiveness of enzyme replacement therapy in Fabry disease：results from the NCS-LSD cohort study. *J Inherit Metab Dis* 2014：**37**：969-978.

5）Weidemann F, *et al*：Long-term outcome of enzyme-replacement therapy in advanced Fabry disease：evidence for disease progression towards serious complications. *J Intern Med* 2013：**274**：331-341.

CQ 7-2 ファブリー病に対する酵素補充療法は，大脳白質病変の進行を抑制させるか？

推奨

酵素補充療法によりファブリー病の大脳白質病変の進行は抑制される可能性がある.
[エビデンスの強さ：C，推奨の強さ：2]

[解　説]

　ファブリー病における大脳白質病変の進行抑制効果に関しては，肯定的，否定的の両者の報告があり，現時点では結論は出ていない.

　プラセボ対照試験で大脳白質病変を検討した研究[1]では，ファブリー病患者 41 例(平均 43.9 歳，酵素補充療法群 25 例，プラセボ群 16 例)を対象として検討し，50 歳未満の症例で比較すると，酵素補充療法群(18 例)ではプラセボ群(13 例)に比して統計学的有意差をもって白質病変の進行が抑制されたと報告している($p = 0.014$).

　ファブリー病患者を対象に，酵素補充療法前と治療後の頭部 MRI 所見を比較した観察研究は 2 編あった. 酵素補充療法で治療したファブリー病患者 8 例を対象として治療前と 12 か月後の MRI 所見を比較検討した研究[2]では，対象患者 8 例中 2 例で大脳白質病変が増加した報告している. また，酵素補充療法で治療したファブリー病患者 50 例(男性 25 例, 女性 25 例)を対象として治療前とフォローアップ MRI 所見を比較した研究(平均観察期間 4.0 年)[3]では，男性患者の 12 例(48%)で，女性ヘテロ患者の 7 例(28%)で大脳白質病変の増加を認めたと報告している.

　プラセボ対照試験のほうが観察研究よりエビデンスの質は強く，現時点では，酵素補充療法によりファブリー病の白質病変の進行は抑制される傾向にあると考えられる.

[審議結果]

　可(15)，不可(0)，要修正(0).

[検 索 式]

　文献検索はコクランライブラリー(The Cochrane Library)，PubMed で，Fabry disease, enzyme replacement therapy, stroke, cerebrovascular disease, leukoencephalopathy, psychiatric disturbance をキーワードとして用い，検索期間は 2017 年 7 月までとした.

　文献はコクランライブラリーより 24 編，PubMed より 404 編の論文が検索され，抄録査読による一次スクリーニングで 26 編の論文が抽出された. さらに，二次スクリーニングとして 3 編の論文をエビデンスとして選択した.

PubMed 文献検索式（2017 年 7 月 13 日検索，色字は**検索**された文献）

No.	検索式	検索件数
#01	"Fabry Disease"[Mesh]	2,991
#02	Fabry Disease*[TIAB] OR Fabry's Disease*[TIAB] OR alpha Galactosidase A Deficienc*[TIAB] OR Anderson Fabry Disease*[TIAB] OR Angiokeratoma Corporis Diffusum*[TIAB] OR Angiokeratoma Diffuse*[TIAB] OR Ceramide Trihexosidase Deficienc*[TIAB] OR Diffuse Angiokeratoma*[TIAB] OR GLA Deficienc*[TIAB] OR Hereditary Dystopic Lipidosis*[TIAB]	3,494
#03	"Enzyme Replacement Therapy"[Mesh]	1,286
#04	Enzyme Replacement Therap*[TIAB]	3,547
#05	"Stroke"[Mesh]	106,039
#06	Stroke*[TIAB] OR Cerebrovascular Accident*[TIAB] OR Brain Vascular Accident*[TIAB] OR Apoplexy[TIAB] OR Brain Infarction*[TIAB] OR Brain Stem Infarction*[TIAB] OR Cerebral Infarction*[TIAB]	214,346
#07	"Cerebrovascular Disorders"[Mesh]	317,599
#08	Cerebrovascular Disorder*[TIAB] OR Intracranial Vascular Disease*[TIAB] OR Intracranial Vascular Disorder*[TIAB] OR Cerebrovascular Disease*[TIAB] OR Brain Vascular Disorder*[TIAB] OR Cerebrovascular Occlusion*[TIAB] OR Cerebrovascular Insufficienc*[TIAB]	21,824
#09	"Leukoencephalopathies"[Mesh]	27,745
#10	Leukoencephalopath*[TIAB] OR White Matter Disease*[TIAB] OR Vanishing White Matter Leukodystroph*[TIAB] OR CACH Syndrome*[TIAB] OR Myelinosis Centralis Diffusa*[TIAB] OR CACH VWM Syndrome*[TIAB] OR Vascular Dementia*[TIAB] OR Diffuse Cerebral Sclerosis of Schilder*[TIAB] OR Acute Disseminated Encephalomyelitis*[TIAB] OR Autoimmune Experimental Encephalomyelitis*[TIAB] OR Acute Hemorrhagic Leukoencephalitis*[TIAB] OR Hereditary Central Nervous System Demyelinating Disease*[TIAB] OR Adrenoleukodystroph*[TIAB] OR Alexander Disease*[TIAB] OR Canavan Disease*[TIAB] OR Globoid Cell Leukodystroph*[TIAB] OR Metachromatic Leukodystroph*[TIAB] OR Pelizaeus-Merzbacher Disease*[TIAB]	18,120
#11	"Mental Disorders"[Mesh]	1,076,245
#12	Mental Disorder*[TIAB] OR Psychiatric Disturbance*[TIAB] OR Psychiatric Diagnosis*[TIAB] OR Behavior Disorder*[TIAB] OR Acquired Dyslexia*[TIAB] OR Adjustment Disorder*[TIAB] OR Agoraphobia*[TIAB] OR Alcohol-Related Disorder*[TIAB] OR Amnesia*[TIAB] OR Amphetamine-Related Disorder*[TIAB] OR Anorexia Nervosa*[TIAB] OR Antisocial Personality Disorder*[TIAB] OR Anxiety Disorder*[TIAB] OR Attention Deficit and Disruptive Behavior Disorder*[TIAB] OR Binge-Eating Disorder*[TIAB] OR Bipolar and Related Disorder*[TIAB] OR Bipolar Disorder*[TIAB] OR Body Dysmorphic Disorder*[TIAB] OR Borderline Personality Disorder*[TIAB] OR Bulimia Nervosa*[TIAB] OR Capgras Syndrome*[TIAB] OR Child Behavior Disorder*[TIAB] OR Cocaine-Related Disorder*[TIAB] OR Cognition Disorder*[TIAB] OR Communication Disorder*[TIAB] OR Compulsive Personality Disorder*[TIAB] OR Consciousness Disorder*[TIAB] OR Conversion Disorder*[TIAB] OR Cyclothymic Disorder*[TIAB] OR Delirium*[TIAB] OR Delusional Parasitosis*[TIAB] OR Dementia*[TIAB] OR Dependent Personality Disorder*[TIAB] OR Depressive Disorder*[TIAB] OR Developmental Disabilit*[TIAB] OR DissociativeDisorder*[TIAB] OR Dyspareunia*[TIAB] OR Dyssomnias*[TIAB] OR Eating	432,178

	Disorder*[TIAB] OR Elimination Disorder*[TIAB] OR Encopresis*[TIAB] OR Enuresis*[TIAB] OR Erectile Dysfunction*[TIAB] OR Exhibitionism*[TIAB] OR Factitious Disorder*[TIAB] OR Feeding Disorder*[TIAB] OR Female Athlete Triad Syndrome*[TIAB] OR Fetishism*[TIAB] OR Firesetting Behavior*[TIAB] OR Gambling*[TIAB] OR Gender Dysphoria*[TIAB] OR Histrionic Personality Disorder*[TIAB] OR Hypochondriasis*[TIAB] OR Inhalant Abuse*[TIAB] OR Intellectual Disabilit*[TIAB] OR Intravenous Substance Abuse*[TIAB] OR Learning Disorder*[TIAB] OR Marijuana Abuse*[TIAB] OR Masochism*[TIAB] OR Mood Disorder*[TIAB] OR Morgellons Disease*[TIAB] OR Motor Disorder*[TIAB] OR Motor Skills Disorder*[TIAB] OR Multiple Personality Disorder*[TIAB] OR Mutism*[TIAB] OR Neonatal Abstinence Syndrome*[TIAB] OR Neurasthenia*[TIAB] OR Neurocirculatory Asthenia*[TIAB] OR Neurocognitive Disorder*[TIAB] OR Neurodevelopmental Disorder*[TIAB] OR Neurotic Disorder*[TIAB] OR Obsessive-Compulsive Disorder*[TIAB] OR Opioid-Related Disorder*[TIAB] OR Panic Disorder*[TIAB] OR Paranoid Disorder*[TIAB] OR Paranoid Personality Disorder*[TIAB] OR Paraphilic Disorder*[TIAB] OR Parasomnias*[TIAB] OR Passive-Aggressive Personality Disorder*[TIAB] OR Pedophilia*[TIAB] OR Personality Disorder*[TIAB] OR Pervasive Child Development Disorder*[TIAB] OR Phencyclidine Abuse*[TIAB] OR Phobic Disorder*[TIAB] OR Pica*[TIAB] OR Premature Ejaculation*[TIAB] OR Psychological Sexual Dysfunction*[TIAB] OR Psychotic Affective Disorder*[TIAB] OR Psychotic Disorder*[TIAB] OR Reactive Attachment Disorder*[TIAB] OR Sadism*[TIAB] OR Schizoid Personality Disorder*[TIAB] OR Schizophrenia Spectrum and Other Psychotic Disorder*[TIAB] OR Schizophrenia*[TIAB] OR Schizotypal Personality Disorder*[TIAB] OR Separation Anxiety*[TIAB] OR Sexual and Gender Disorder*[TIAB] OR Sleep Wake Disorder*[TIAB] OR Somatoform Disorder*[TIAB] OR Stereotypic Movement Disorder*[TIAB] OR Stressor Related Disorder*[TIAB] OR Substance Withdrawal Syndrome*[TIAB] OR Substance-Induced Psychose*[TIAB] OR Substance-Related Disorder*[TIAB] OR Tic Disorder*[TIAB] OR Tobacco Use Disorder*[TIAB] OR Transvestism*[TIAB] OR Trauma Related Disorder*[TIAB] OR Traumatic Stress Disorder*[TIAB] OR Trichotillomania*[TIAB] OR Vaginismus*[TIAB] OR Voyeurism*[TIAB]	
#13	(#1 OR #2) AND (#3 OR #4) AND (#5 OR #6 OR #7 OR #8 OR #9 OR #10 OR #11 OR #12)	767
#14	#13 AND (JAPANESE[LA] OR ENGLISH[LA])	676
#15	#14 AND ("Cochrane Database Syst Rev"[TA] OR "Meta-Analysis"[PT] OR systematic[SB] OR "Guideline"[PT] OR "Guidelines as Topic"[MH] OR "Consensus"[MH] OR "Consensus Development Conferences as Topic"[MH] OR ((meta-analysis[TI] OR guideline*[TI] OR "systematic review"[TI] OR consensus[TI]) NOT Medline[SB]))	31
#16	#14 AND ("Randomized Controlled Trial"[PT] OR "Randomized Controlled Trials as Topic"[MH] OR (random*[TIAB] NOT medline[SB]))	35
#17	#16 NOT #15	31
#18	#14 AND ("Clinical Study"[PT] OR "Clinical Studies as Topic"[MH] OR ((clinical trial*[TIAB] OR clinical stud*[TIAB] OR case control*[TIAB] OR case comparison*[TIAB] OR observational stud*[TIAB]) NOT medline[SB]))	110
#19	#14 AND ("Epidemiologic Research Design"[MH] OR "Study Characteristics"[PT] OR "Epidemiologic Study Characteristics as Topic"[MH] OR ((cohort*[TIAB] OR comparative stud*[TIAB] OR retrospective stud*[TIAB] OR prospective stud*[TIAB] OR longitudinal*[TIAB] OR control group*[TIAB]) NOT medline[SB]))	387

| #20 | (#18 OR #19) NOT (#15 OR #17) | 342 |

[文　献]

1）Fellgiebel A, *et al*：Enzyme replacement therapy stabilized white matter lesion progression in Fabry disease. *Cerebrovasc dis* 2014；**38**：448-456.

2）Jardim L, *et al*：CNS involvement in Fabry disease：clinical and imaging studies before and after 12 months of enzyme replacement therapy. *J Inherit Metab Dis* 2004；**27**：229-240.

3）Rombach SM, *et al*：Long term enzyme replacement therapy for Fabry disease：Effectiveness on kidney, heart and brain. *Orphanet J Rare Dis* 2013；**8**：47-56.

<table>
<tr><td>CQ 8</td><td>ファブリー病に対する酵素補充療法は，耳鼻科的合併症を改善させるか？</td></tr>
</table>

推奨

継続的に酵素補充療法を行うことにより，内耳（蝸牛・前庭）機能が安定化し，難聴の進行抑制や，めまい症状の改善が期待できる．

［エビデンスの強さ：C，推奨の強さ：2］

［解　説］

評価の参考となる文献は解析症例数が少ないものが多く，一定期間の酵素補充療法の前後で検査値の比較により評価を行っている観察研究であり，エビデンスの質としては強くない．聴力・前庭機能検査による聴力レベル[1-3]，平衡機能[4]を酵素補充療法開始前と治療後で比較し，文献の大半が酵素補充療法により内耳（蝸牛・前庭）機能の安定化を報告している[5,6]．

［審議結果］

可（15），不可（0），要修正（0）．

［検　索　式］

文献検索はコクランライブラリー（The Cochrane Library），PubMed で，Fabry disease，enzyme replacement therapy，hearing loss，tinnitus，deafness，dizziness，vertigo をキーワードとして用い，検索期間は 2017 年 8 月までとした．

文献はコクランライブラリーより 4 編，PubMed より 23 編の論文が検索され，抄録査読による一次スクリーニングで 9 編の論文が抽出された．さらに，二次スクリーニングとして 6 編の論文をエビデンスとして選択した．

PubMed 文献検索式（2017 年 8 月 3 日検索，色字は検索された文献）

No.	検索式	検索件数
#01	"Fabry Disease"［Mesh］	3,000
#02	Fabry Disease*［TIAB］OR Fabry's Disease*［TIAB］OR alpha Galactosidase A Deficienc*［TIAB］OR Anderson Fabry Disease*［TIAB］OR Angiokeratoma Corporis Diffusum*［TIAB］OR Angiokeratoma Diffuse*［TIAB］OR Ceramide Trihexosidase Deficienc*［TIAB］OR Diffuse Angiokeratoma*［TIAB］OR GLA Deficienc*［TIAB］OR Hereditary Dystopic Lipidosis*［TIAB］	3,513
#03	"Enzyme Replacement Therapy"［Mesh］	1,299
#04	Enzyme Replacement Therap*［TIAB］	3,576
#05	"Hearing Loss"［Mesh］	61,371
#06	"Tinnitus"［Mesh］	6,872
#07	"Deafness"［Mesh］	25,725
#08	"Dizziness"［Mesh］	4,548

#09	"Vertigo"[Mesh]	9,600
#10	Hearing Loss*[TIAB] OR Hearing Impairment*[TIAB] OR Hypoacus*[TIAB] OR Partial Deafness*[TIAB] OR Tinnitus[TIAB] OR Deafness[TIAB] OR Deaf Mutism*[TIAB] OR Dizziness[TIAB] OR Dizzyness[TIAB] OR Orthostasis[TIAB] OR Lightheadedness*[TIAB] OR Light Headedness*[TIAB] OR Vertigo*[TIAB] OR Spinning Sensation*[TIAB]	88,248
#11	(#1 OR #2) AND (#3 OR #4) AND (#5 OR #6 OR #7 OR #8 OR #9 OR #10)	40
#12	#11 AND (JAPANESE[LA] OR ENGLISH[LA])	32
#13	#12 AND ("Cochrane Database Syst Rev"[TA] OR "Meta-Analysis"[PT] OR systematic[SB] OR "Guideline"[PT] OR "Guidelines as Topic"[MH] OR "Consensus"[MH] OR "Consensus Development Conferences as Topic"[MH] OR ((meta-analysis[TI] OR guideline*[TI] OR "systematic review"[TI] OR consensus[TI]) NOT Medline[SB]))	2
#14	#12 AND ("Randomized Controlled Trial"[PT] OR "Randomized Controlled Trials as Topic"[MH] OR (random*[TIAB] NOT medline[SB]))	2
#15	#14 NOT #13	2
#16	#12 AND ("Clinical Study"[PT] OR "Clinical Studies as Topic"[MH] OR ((clinical trial*[TIAB] OR clinical stud*[TIAB] OR case control*[TIAB] OR case comparison*[TIAB] OR observational stud*[TIAB]) NOT medline[SB]))	8
#17	#12 AND ("Epidemiologic Research Design"[MH] OR "Study Characteristics"[PT] OR "Epidemiologic Study Characteristics as Topic"[MH] OR ((cohort*[TIAB] OR comparative stud*[TIAB] OR retrospective stud*[TIAB] OR prospective stud*[TIAB] OR longitudinal*[TIAB] OR control group*[TIAB]) NOT medline[SB]))	22
#18	(#16 OR #17) NOT (#13 OR #15)	19

［文　　献］

1）Hajioff D, *et al*：Hearing loss in Fabry disease：the effect of agalsidase alfa replacement therapy. *J Inherit Metab Dis* 2003；**26**：787-794.

2）Hajioff D, *et al*：Hearing improvement in patients with Fabry disease treated with agalsidase alfa. *Acta Paediatr Suppl* 2003；**92**：28-30.

3）Hajioff D, *et al*：Agalsidase alfa and hearing in Fabry disease：data from the Fabry Outcome Survey. *Eur J Clin Invest* 2006；**36**：663-667.

4）Palla A, *et al*：Vestibular and auditory deficits in Fabry disease and their response to enzyme replacement therapy. *J Neurol* 2007；**254**：1433-1442.

5）Suntjens EB, *et al*：Hearing loss in adult patients with Fabry disease treated with enzyme replacement therapy. *J Inherit Metab Dis* 2015；**38**：351-358.

6）Serqi B, *et al*：Inner ear involvement in Anderson-Fabry disease：long-term follow-up during enzyme replacement therapy. *Acta Otorhinolaryngol Ital* 2010；**30**：87-93.

CQ 9 　ファブリー病に対する対症療法は，疼痛を改善させるか？

推奨

　ファブリー病の対症療法として，カルバマゼピン，フェニトイン，ガバペンチンなどが神経障害性疼痛の治療に有効である．

　　[エビデンスの強さ：C，推奨の強さ：2]

[解　説]

　ファブリー病の神経障害性疼痛の対症療法については，酵素補充療法に比較して研究が少なく，ランダム化比較検討試験(randomized controlled trial：RCT)の報告はなかった．症例報告のシステマティックレビューをエビデンスとして評価した[1]．

　カルバマゼピンの有効性に関する報告が最も多く，効果的と考えられ，フェニトイン，ガバペンチンも効果が期待できる．ノイロトロピンの使用例が日本から報告され，カルバマゼピンと併用すると完全に疼痛が改善したと報告しているが，症例数が少なくエビデンスとしては弱い．麻酔薬(リドカイン)や麻薬(モルヒネ)などの使用が有効との報告もあるが，投与症例が極めて少なく，慎重な判断が必要である．なお，非ステロイド性抗炎症薬(NSAIDs)，アセトアミノフェンなどの鎮痛薬は効果がなく，腎障害を悪化させる可能性があるので使用を控えるべきである．

　症状が神経障害性疼痛のみのファブリー病患者に対し，対症療法で疼痛がコントロールされたとしても，ファブリー病の根本治療として酵素補充療法は併用すべきであると欧州のエキスパートオピニオンでは推奨されている[2]．

　また，薬物療法だけでなく，神経障害性疼痛(四肢末端痛)の誘因を回避するような日常生活での自己管理や工夫(激しい運動を避ける，室内温を至適温度に調節する，風呂の温度を低めにする等)も有効である．

[審議結果]

　可(14)，不可(0)，要修正(1)．要修正と指摘された点については修正を行い，再度のメール審議によって承認された．

[検索式]

　文献検索はコクランライブラリー(The Cochrane Library)，PubMed で，Fabry disease, pain, medication, analgesic drug, antiepileptic drug, quality of life をキーワードとして用い，検索期間は 2017 年 8 月までとした．

　文献はコクランライブラリーより 1 編，PubMed より 58 編の論文が検索され，抄録査読による一次スクリーニングで 4 編の論文が抽出された．さらに，二次スクリーニングとして 1 編の論文をエビデンスとして選択した．

PubMed 文献検索式（2017 年 8 月 3 日検索，色字は検索された文献）

No.	検索式	検索件数
#01	"Fabry Disease"［Mesh］	3,000
#02	Fabry Disease*［TIAB］OR Fabry's Disease*［TIAB］OR alpha Galactosidase A Deficienc*［TIAB］OR Anderson Fabry Disease*［TIAB］OR Angiokeratoma Corporis Diffusum*［TIAB］OR Angiokeratoma Diffuse*［TIAB］OR Ceramide Trihexosidase Deficienc*［TIAB］OR Diffuse Angiokeratoma*［TIAB］OR GLA Deficienc*［TIAB］OR Hereditary Dystopic Lipidosis*［TIAB］	3,513
#03	"Drug Therapy"［Mesh］	1,197,713
#04	"Analgesics"［Mesh］OR "Analgesics"［PA］	520,857
#05	"Anticonvulsants"［Mesh］OR "Anticonvulsants"［PA］	141,812
#06	Anticonvulsant*［TIAB］OR Anticonvulsive Agent*［TIAB］OR Anticonvulsive Drug*［TIAB］OR Antiepileptic*［TIAB］OR Analgesic*［TIAB］OR Analgesia*［TIAB］	150,480
#07	"Pain"［Mesh］OR "Pain Management"［Mesh］	356,000
#08	Pain*［TIAB］	573,035
#09	"Quality of Life"［Mesh］	149,823
#10	"Quality of Life"［TIAB］	204,413
#11	(#1 OR #2) AND (#3 OR #4 OR #5 OR #6) AND (#7 OR #8)	103
#12	#11 AND (JAPANESE［LA］OR ENGLISH［LA］)	83
#13	#12 AND ("Cochrane Database Syst Rev"［TA］OR "Meta-Analysis"［PT］OR systematic［SB］OR "Guideline"［PT］OR "Guidelines as Topic"［MH］OR "Consensus"［MH］OR "Consensus Development Conferences as Topic"［MH］OR ((meta-analysis［TI］OR guideline*［TI］OR "systematic review"［TI］OR consensus［TI］) NOT Medline［SB］))	8
#14	#12 AND ("Randomized Controlled Trial"［PT］OR "Randomized Controlled Trials as Topic"［MH］OR (random*［TIAB］NOT medline［SB］))	9
#15	#14 NOT #13	7
#16	#12 AND ("Clinical Study"［PT］OR "Clinical Studies as Topic"［MH］OR ((clinical trial*［TIAB］OR clinical stud*［TIAB］OR case control*［TIAB］OR case comparison*［TIAB］OR observational stud*［TIAB］) NOT medline［SB］))	26
#17	#12 AND ("Epidemiologic Research Design"［MH］OR "Study Characteristics"［PT］OR "Epidemiologic Study Characteristics as Topic"［MH］OR ((cohort*［TIAB］OR comparative stud*［TIAB］OR retrospective stud*［TIAB］OR prospective stud*［TIAB］OR longitudinal*［TIAB］OR control group*［TIAB］) NOT medline［SB］))	55
#18	(#16 OR #17) NOT (#13 OR #15)	43

［文　献］

1）Schuller Y, *et al*：Pain management strategies for neuropathic pain in Fabry disease- a systematic review. *BMC Neurol* 2016：**16**：25.

2）Biegstraaten M, *et al*：Recommendations for initiation and cessation of enzyme replacement therapy in patients with Fabry disease：the European Fabry Working Group consensus document. *Orphanet J Rare Dis* 2015：**10**：36.

CQ 10 | ファブリー病に対する対症療法は，循環器合併症を改善させるか？

推奨

　ファブリー病の循環器合併症に対する対症療法について，現時点ではエビデンスとして採用しうる文献はないが，対症療法による循環器症状改善に一定の効果が見込まれる．
　［エビデンスの強さ：**D**，推奨の強さ：なし］

［解　説］

　現時点で，ファブリー病の循環器合併症に対する対症療法の有効性について検証したエビデンスとして採用しうる報告はない．

　ファブリー病の循環器合併症により生じる症状については特異的なものはないものの，日本循環器学会などが公表しているガイドライン[1-4]で推奨される各病態に対する標準治療が一定の効果を示したとする症例報告がある．

- ・徐脈性不整脈：恒久ペースメーカーの植え込み
- ・致死性不整脈：植え込み型除細動器の植え込み，抗不整脈薬投与
- ・心不全：アンジオテンシン変換酵素（ACE）阻害薬，アンジオテンシンⅡ受容体拮抗薬（ARB），β遮断薬，利尿薬等の既存の心不全薬物療法
- ・虚血性心疾患：冠動脈バイパス術（coronary artery bypass grafting：CABG）
- ・左室流出路狭窄：シベンゾリンコハク酸等の薬物療法，心筋切除術

［審議結果］

　可（12），不可（0），要修正（3）．要修正と指摘された点については修正を行い，再度のメール審議によって承認された．

［検 索 式］

　文献検索はコクランライブラリー（The Cochrane Library），PubMed で，Fabry disease, palliative therapy, angiotensin converting enzyme inhibitor, angiotensin II receptor blocker, beta blocker, antiarrhythmic drug をキーワードとして用い，検索期間は2017年7月までとした．

　文献はコクランライブラリーより3編，PubMed より18編の論文が検索され，抄録査読による一次スクリーニングで5編の論文が抽出された．さらに，二次スクリーニングを行ったが，エビデンスとして選択された文献はなかった．

PubMed 文献検索式（2017年7月12日検索，色字は検索された文献）

No.	検索式	検索件数
#01	"Fabry Disease"［Mesh］	2,991

#02	Fabry Disease*［TIAB］OR Fabry's Disease*［TIAB］OR alpha Galactosidase A Deficienc*［TIAB］OR Anderson Fabry Disease*［TIAB］OR Angiokeratoma Corporis Diffusum*［TIAB］OR Angiokeratoma Diffuse*［TIAB］OR Ceramide Trihexosidase Deficienc*［TIAB］OR Diffuse Angiokeratoma*［TIAB］OR GLA Deficienc*［TIAB］OR Hereditary Dystopic Lipidosis*［TIAB］	3,494
#03	"Palliative Care"［Mesh］OR "Palliative Medicine"［Mesh］	46,649
#04	Palliative Care*［TIAB］OR Palliative Medicine*［TIAB］OR Palliative Therap*［TIAB］OR Palliative Treatment*［TIAB］	30,042
#05	"Angiotensin-Converting Enzyme Inhibitors"［Mesh］	30,218
#06	Angiotensin Converting Enzyme Inhibitor*［TIAB］OR Kininase II Antagonist*［TIAB］OR Kininase II Inhibitor*［TIAB］OR Angiotensin I Converting Enzyme Inhibitor*［TIAB］OR ACE Inhibitor*［TIAB］OR Angiotensin Converting Enzyme Antagonist*［TIAB］	31,498
#07	"Angiotensin Receptor Antagonists"［Mesh］OR "Angiotensin Receptor Antagonists"［PA］	21,895
#08	Angiotensin Receptor Antagonist*［TIAB］OR Angiotensin Receptor Blocker*［TIAB］OR Angiotensin II Receptor Antagonist*［TIAB］OR Angiotensin II Receptor Blocker*［TIAB］	10,657
#09	"Adrenergic beta-Antagonists"［Mesh］OR "Adrenergic beta-Antagonists"［PA］	81,441
#10	beta Blocker*［TIAB］OR beta Antagonist*［TIAB］OR beta Adrenergic Receptor Blockader*［TIAB］OR beta Adrenergic Blocker*［TIAB］OR beta Receptor Blockader*［TIAB］OR beta Adrenergic Blocking Agent*［TIAB］	30,789
#11	"Anti-Arrhythmia Agents"［Mesh］OR "Anti-Arrhythmia Agents"［PA］	214,110
#12	Anti Arrhythmia Agent*［TIAB］OR Antiarrhythmic Drug*［TIAB］OR Antiarrhythmia Agent*［TIAB］OR Antiarrhythmia Drug*［TIAB］OR Anti Arrhythmia Drug*［TIAB］OR Anti Arrhythmic*［TIAB］OR Antifibrillatory Agent*［TIAB］OR Cardiac Depressant*［TIAB］OR Myocardial Depressant*［TIAB］	11,472
#13	"Heart Diseases"［Mesh］	1,004,351
#14	Cardiomegaly［TIAB］OR Heart Enlargement*［TIAB］OR Enlarged Heart*［TIAB］OR Cardiac Hypertroph*［TIAB］OR Heart Hypertroph*［TIAB］OR Ventricular Hypertroph*［TIAB］OR Arrhythmia*［TIAB］OR Adams-Stokes Syndrome*［TIAB］OR Andersen Syndrome*［TIAB］OR Atrial Fibrillation*［TIAB］OR Atrial Flutter*［TIAB］OR Atrial Premature Complex*［TIAB］OR Atrioventricular Block*［TIAB］OR Bradycardia*［TIAB］OR Brugada Syndrome*［TIAB］OR Bundle-Branch Block*［TIAB］OR Cardiac Sinus Arrest*［TIAB］OR Commotio Cordis*［TIAB］OR Heart Block*［TIAB］OR Jervell-Lange Nielsen Syndrome*［TIAB］OR Long QT Syndrome*［TIAB］OR Lown-Ganong-Levine Syndrome*［TIAB］OR Mahaim-Type Pre-Excitation*［TIAB］OR Parasystole*［TIAB］OR Pre-Excitation Syndrome*［TIAB］OR Premature Cardiac Complex*［TIAB］OR Romano-Ward Syndrome*［TIAB］OR Sick Sinus Syndrome*［TIAB］OR Sinoatrial Block*［TIAB］OR Tachycardia*［TIAB］OR Ventricular Fibrillation*［TIAB］OR Ventricular Flutter*［TIAB］OR Ventricular Premature Complex*［TIAB］OR Wolff-Parkinson-White Syndrome*［TIAB］	231,452
#15	"Heart Function Tests"［Mesh］	497,488
#16	Cardiac Function*［TIAB］OR Heart Function*［TIAB］	33,130
#17	"Heart"［Mesh］	458,216
#18	Heart*［TIAB］	764,467

#19	(#1 OR #2) AND (#3 OR #4 OR #5 OR #6 OR #7 OR #8 OR #9 OR #10 OR #11 OR #12) AND (#13 OR #14 OR #15 OR #16 OR #17 OR #18)	21
#20	#19 AND (JAPANESE[LA] OR ENGLISH[LA])	18
#21	#20 AND ("Cochrane Database Syst Rev"[TA] OR "Meta-Analysis"[PT] OR systematic[SB] OR "Guideline"[PT] OR "Guidelines as Topic"[MH] OR "Consensus"[MH] OR "Consensus Development Conferences as Topic"[MH] OR ((meta-analysis[TI] OR guideline*[TI] OR "systematic review"[TI] OR consensus[TI]) NOT Medline[SB]))	1
#22	#20 AND ("Randomized Controlled Trial"[PT] OR "Randomized Controlled Trials as Topic"[MH] OR (random*[TIAB] NOT medline[SB]))	1
#23	#21 OR #22	2
#24	#20 AND ("Clinical Study"[PT] OR "Clinical Studies as Topic"[MH] OR ((clinical trial*[TIAB] OR clinical stud*[TIAB] OR case control*[TIAB] OR case comparison*[TIAB] OR observational stud*[TIAB]) NOT medline[SB]))	4
#25	#20 AND ("Epidemiologic Research Design"[MH] OR "Study Characteristics"[PT] OR "Epidemiologic Study Characteristics as Topic"[MH] OR ((cohort*[TIAB] OR comparative stud*[TIAB] OR retrospective stud*[TIAB] OR prospective stud*[TIAB] OR longitudinal*[TIAB] OR control group*[TIAB]) NOT medline[SB]))	11
#26	(#24 OR #25) NOT #23	10
#27	#20 NOT (#23 OR #26)	6

[文　献]

1）日本循環器学会／日本心不全学会／日本胸部外科学会／日本高血圧学会／日本心エコー図学会／日本心臓血管外科学会／日本心臓病学会／日本心臓リハビリテーション学会／日本超音波学会／日本糖尿病学会／日本不整脈心電学会合同研究班：急性・慢性心不全診療ガイドライン（2017 年改訂版）.
2）日本循環器学会／日本胸部外科学会／日本小児循環器学会／日本心臓血管外科学会／日本心臓病学会／日本心不全学会／日本内科学会／日本不整脈学会合同研究班：拡張型心筋症ならびに関連する二次性心筋症の診療に関するガイドライン.
3）日本循環器学会／日本胸部外科学会／日本人工臓器学会／日本心臓血管外科学会／日本心臓病学会／日本心電学会／日本心不全学会／日本不整脈学会合同研究班：不整脈の非薬物治療ガイドライン（2011 年改訂版）.
4）日本循環器学会／日本冠疾患学会／日本冠動脈外科学会／日本胸部外科学会／日本心血管インターベンション治療学会／日本心臓血管外科学会／日本心臓病学会／日本糖尿病学会合同研究班：虚血性心疾患に対するバイパスグラフトと手術術式の選択ガイドライン（2011 年改訂版）.

CQ 11-1 ファブリー病に対する薬物による対症療法は，腎合併症を改善させるか？

推奨

　対症療法［レニン・アンジオテンシン（RA）系阻害薬］は，酵素補充療法との併用により，尿タンパクの減少効果が期待でき，尿タンパク減少例では腎機能低下速度が緩やかとなる．

　　［エビデンスの強さ：C，推奨の強さ：2］

［解　説］

　本 CQ に対して選択されたランダム化比較検討試験（randomized controlled trial：RCT）の論文はなく，観察研究が 3 報（前向き研究 2 編[1,2]，後ろ向き研究 1 編[3]）であった．

　酵素補充療法施行中に，RA 系阻害薬［アンジオテンシン変換酵素（ACE）阻害薬またはアンジオテンシン II 受容体拮抗薬（ARB）］を併用して，尿タンパクが 0.5 g/gCr 未満に，あるいはベースラインより 50％ 以上減少した例では推算糸球体濾過量（eGFR）低下のスロープが緩やかになることが報告されている[1]．

　ファブリー病に対する RA 系阻害薬単独の効果検証を目的とした研究報告はない．高血圧を合併していない場合には，RA 系阻害薬は保険適用外であることに注意が必要である．

　ファブリー病による慢性腎臓病（chronic kidney disease：CKD）については，他の原因による CKD と同様に，日本腎臓学会が公表している『CKD 診療ガイドライン 2018』[4]で推奨される各病態に対する標準治療が推奨される．

［審議結果］

　可（15），不可（0），要修正（0）．

［検 索 式］

　文献検索はコクランライブラリー（The Cochrane Library），PubMed で，Fabry disease，ACE inhibitor，Angiotensin II receptor blocker，proteinuria，glomerular filtration rate，podocyte をキーワードとして用い，検索期間は 2017 年 8 月までとした．

　文献はコクランライブラリーより 1 編，PubMed より 12 編の論文が検索され，抄録査読による一次スクリーニングで 4 編の論文が抽出された．さらに，二次スクリーニングとして 3 編の論文をエビデンスとして選択した．

PubMed 文献検索式（2017 年 8 月 3 日検索，色字は検索された文献）

No.	検索式	検索件数
#01	"Fabry Disease"[Mesh]	3,000
#02	Fabry Disease*[TIAB] OR Fabry's Disease*[TIAB] OR alpha Galactosidase A Deficienc*[TIAB] OR Anderson Fabry Disease*[TIAB] OR Angiokeratoma Corporis Diffusum*[TIAB] OR Angiokeratoma Diffuse*[TIAB] OR Ceramide Trihexosidase Deficienc*[TIAB] OR Diffuse Angiokeratoma*[TIAB] OR GLA Deficienc*[TIAB] OR Hereditary Dystopic Lipidosis*[TIAB]	3,513
#03	"Angiotensin-Converting Enzyme Inhibitors"[Mesh] OR "Angiotensin-Converting Enzyme Inhibitors"[PA]	41,395
#04	"Angiotensin Receptor Antagonists"[Mesh] OR "Angiotensin Receptor Antagonists"[PA]	21,959
#05	Angiotensin Converting Enzyme Inhibitor*[TIAB] OR Kininase II Antagonist*[TIAB] OR Kininase II Inhibitor*[TIAB] OR Angiotensin I Converting Enzyme Inhibitor*[TIAB] OR ACE Inhibitor*[TIAB] OR Angiotensin Converting Enzyme Antagonist*[TIAB] OR Angiotensin Receptor Antagonist*[TIAB] OR Angiotensin Receptor Blocker*[TIAB] OR Angiotensin II Receptor Antagonist*[TIAB] OR Angiotensin II Receptor Blocker*[TIAB] OR Angiotensin II Type 1 Receptor Blocker*[TIAB] OR Angiotensin II Type 2 Receptor Blocker*[TIAB] OR Angiotensin 2 Type 1 Receptor Blocker*[TIAB] OR Angiotensin 2 Type 2 Receptor Blocker*[TIAB]	36,403
#06	"Podocytes"[Mesh]	2,907
#07	"Proteinuria"[Mesh]	35,850
#08	"Glomerular Filtration Rate"[Mesh]	37,664
#09	Podocyte*[TIAB] OR Proteinuria*[TIAB] OR Glomerular Filtration Rate*[TIAB]	70,887
#10	(#1 OR #2) AND (#3 OR #4 OR #5) AND (#6 OR #7 OR #8 OR #9)	20
#11	#10 AND (JAPANESE[LA] OR ENGLISH[LA])	17
#12	#11 AND ("Cochrane Database Syst Rev"[TA] OR "Meta-Analysis"[PT] OR systematic[SB] OR "Guideline"[PT] OR "Guidelines as Topic"[MH] OR "Consensus"[MH] OR "Consensus Development Conferences as Topic"[MH] OR ((meta-analysis[TI] OR guideline*[TI] OR "systematic review"[TI] OR consensus[TI]) NOT Medline[SB]))	2
#13	#11 AND ("Randomized Controlled Trial"[PT] OR "Randomized Controlled Trials as Topic"[MH] OR (random*[TIAB] NOT medline[SB]))	2
#14	#13 NOT #12	1
#15	#11 AND ("Clinical Study"[PT] OR "Clinical Studies as Topic"[MH] OR ((clinical trial*[TIAB] OR clinical stud*[TIAB] OR case control*[TIAB] OR case comparison*[TIAB] OR observational stud*[TIAB]) NOT medline[SB]))	6
#16	#11 AND ("Epidemiologic Research Design"[MH] OR "Study Characteristics"[PT] OR "Epidemiologic Study Characteristics as Topic"[MH] OR ((cohort*[TIAB] OR comparative stud*[TIAB] OR retrospective stud*[TIAB] OR prospective stud*[TIAB] OR longitudinal*[TIAB] OR control group*[TIAB]) NOT medline[SB]))	11
#17	(#15 OR #16) NOT (#12 OR #14)	9

［文　　献］

1）Warnock DG, *et al*：Antiproteinuric therapy and Fabry nephropathy：factors associated with preserved kidney function during agalsidase-beta therapy. *J Medi Genet* 2015；**52**：860‒866.
2）Tahir H, *et al*：Antiproteinuric therapy and fabry nephropathy：sustained reduction of proteinuria in patients receiving enzyme replacement therapy with agalsidase-beta. *J Am Soc Nephrol* 2007；**18**：2609‒2617.
3）Feriozzi S, *et al*：Agalsidase alfa slows the decline in renal function in patients with Fabry disease. *Am J Nephrol* 2009；**29**：353‒361.
4）日本腎臓学会：エビデンスに基づく CKD 診療ガイドライン 2018. 東京医学社，2018.

CQ 11-2 ファブリー病に対する腎移植は，腎合併症を改善させるか？

推奨

　ファブリー病を原疾患とする腎不全に対する腎移植は，他の原因による腎不全に対する腎移植と比較して，移植腎の生着率，個体生存率は同等である．ファブリー病患者の自身の腎に比べ移植腎の腎機能低下は緩やかとなり，予後改善が期待できる．

　[エビデンスの強さ：C，推奨の強さ：2]

[解　説]

　ファブリー病患者に認められる Gb3 の蓄積は，患者腎由来と考えられており，血中 Gb3 が腎臓に蓄積するわけではないと考えられている．そのため，移植腎には Gb3 は蓄積せず，酵素補充療法開発前よりファブリー病に対する腎移植の有効性が報告されている[1]．

　本 CQ に対して選択されたランダム化比較検討試験(randomized controlled trial：RCT)の論文はなく，観察研究は 3 編(前向き研究 1 編[2]，後ろ向き研究 2 編[3,4])である．

　腎移植を受けたファブリー病患者において酵素補充療法により，移植腎の腎機能低下速度は比較的緩やかであることが報告されている(− 1.92 mL/min/ 年)[2]．1987 年からの 20 年間で，ファブリー病による腎不全で腎移植を受けた 197 例と，他の原因による腎不全で腎移植を受けた全 23 万 3,083 例，年齢や性別，移植期間等で調整した対照群 1,970 例の比較において，ファブリー病腎移植群の 5 年腎生着率(74%)は，他の原因による移植群(69%)より良好であったが，統計学的有意差は認められなかった($P = 0.64$)．5 年生存率はファブリー病腎移植群(81%)と他の原因の移植群とは同等で，対称群(90%)に比較して劣っていたが，統計学的有意差は認められなかった($P = 0.33$)[3]．単施設の少数例の報告ではあるが，1964 年から 1998 年に腎移植を受けたファブリー病患者の 5 年生存率(100%)は血液透析(41%)より良好であった[4]．

[審議結果]

　可(12)，不可(0)，要修正(3)．要修正と指摘された点については修正を行い，再度のメール審議によって承認された．

[検 索 式]

　文献検索はコクランライブラリー(The Cochrane Library)，PubMed で，Fabry disease, renal transplantation, proteinuria, glomerular filtration rate, podocyte をキーワードとして用い，検索期間は 2017 年 10 月までとした．

　文献はコクランライブラリーより 11 編，PubMed より 135 編の論文が検索され，抄録査読による一次スクリーニングで 6 編の論文が抽出された．さらに，二次スクリーニングとして 3 編の論文をエビデンスとして選択した．

PubMed 文献検索式(2017 年 10 月 9 日検索,色字は検索された文献)

No.	検索式	検索件数
#01	"Fabry Disease"[Mesh]	3,032
#02	Fabry Disease*[TIAB] OR Fabry's Disease*[TIAB] OR alpha Galactosidase A Deficienc*[TIAB] OR Anderson Fabry Disease*[TIAB] OR Angiokeratoma Corporis Diffusum*[TIAB] OR Angiokeratoma Diffuse*[TIAB] OR Ceramide Trihexosidase Deficienc*[TIAB] OR Diffuse Angiokeratoma*[TIAB] OR GLA Deficienc*[TIAB] OR Hereditary Dystopic Lipidosis*[TIAB]	3,552
#03	"Renal Dialysis"[Mesh] OR "Dialysis"[Mesh] OR "Kidneys, Artificial"[Mesh]	127,392
#04	dialysis*[TIAB] OR dialyses*[TIAB] OR Hemodialysis*[TIAB] OR Hemodialyses*[TIAB] OR Hemodiafiltration*[TIAB] OR Artificial Kidney*[TIAB]	131,040
#05	"Kidney Transplantation"[Mesh]	87,095
#06	Kidney Transplantation*[TIAB] OR Renal Transplantation*[TIAB] OR Kidney Grafting*[TIAB]	43,596
#07	(#1 OR #2) AND (#3 OR #4 OR #5 OR #6)	239
#08	#7 AND (JAPANESE[LA] OR ENGLISH[LA])	213
#09	#7 AND ("Cochrane Database Syst Rev"[TA] OR "Meta-Analysis"[PT] OR systematic[SB] OR "Guideline"[PT] OR "Guidelines as Topic"[MH] OR "Consensus"[MH] OR "Consensus Development Conferences as Topic"[MH] OR ((meta-analysis[TI] OR guideline*[TI] OR "systematic review"[TI] OR consensus [TI]) NOT Medline[SB]))	6
#10	#7 AND ("Randomized Controlled Trial"[PT] OR "Randomized Controlled Trials as Topic"[MH] OR (random*[TIAB] NOT medline[SB]))	3
#11	#10 NOT #9	3
#12	#7 AND ("Clinical Study"[PT] OR "Clinical Studies as Topic"[MH] OR ((clinical trial*[TIAB] OR clinical stud*[TIAB] OR case control*[TIAB] OR case comparison*[TIAB] OR observational stud*[TIAB]) NOT medline[SB]))	18
#13	#7 AND ("Epidemiologic Research Design"[MH] OR "Study Characteristics"[PT] OR "Epidemiologic Study Characteristics as Topic"[MH] OR ((cohort*[TIAB] OR comparative stud*[TIAB] OR retrospective stud*[TIAB] OR prospective stud* [TIAB] OR longitudinal*[TIAB] OR control group*[TIAB]) NOT medline[SB]))	129
#14	(#12 OR #13) NOT (#9 OR #11)	**126**

[文　献]

1) Desnick RJ, *et al*:α-Galactosidase A deficiency:Fabry disease. *The Metabolic and Molecular Basis of Inherited Disease*. 8th ed. McGraw-Hill, 2001:3733-3774.

2) Mignani R, *et al*:Agalsidase therapy in patients with Fabry disease on renal replacement therapy:a nationwide study in Italy. *Nephrol Dial Transplant* 2008:**23**:1628-1635.

3) Shah T, *et al*:Kidney transplant outcomes in patients with Fabry disease. *Transplantation* 2009: **87**:280-285.

4) Inderbitzin D, *et al*:Kidney transplantation improves survival and is indicated in Fabry's disease. *Transplant Proc* 2005:**37**:4211-4214.

CQ 12　ファブリー病に対する対症療法は，耳鼻科的合併症を改善させるか？

推奨

　ファブリー病の耳鼻科的合併症に対する対症療法については，エビデンスとなる文献はなく，効果は不明である．

　[エビデンスの強さ：D，推奨の強さ：なし]

[解　説]

　現時点で，ファブリー病の耳鼻科的合併症に対する対症療法の有効性について検証した報告はない．

　ファブリー病の耳鼻科的合併症により生じる症状については，下記に示す一般的治療が対症的に行われている．

　・耳鳴り・めまい：ビタミン剤，循環改善薬，抗めまい薬の投与

　・急性感音難聴（突発性難聴）・めまい発作：発症早期のステロイド漸減療法，炭酸水素ナトリウム静注

[審議結果]

　可（15），不可（0），要修正（0）．

[検 索 式]

　文献検索はコクランライブラリー（The Cochrane Library），PubMed で，Fabry disease, medication, hearing loss, tinnitus, deafness, dizziness, vertigo をキーワードとして用い，検索期間は 2017 年 8 月までとした．

　文献はコクランライブラリーより 6 編，PubMed より 15 編の論文が検索されたが，抄録査読による一次スクリーニングでエビデンスとして抽出された文献はなかった．

PubMed 文献検索式（2017 年 8 月 3 日検索，**太字**は検索された文献）

No.	検索式	検索件数
#01	"Fabry Disease"[Mesh] AND（"Drug Therapy"[Mesh] OR "drug therapy"[SH]）	714
#02	（Fabry Disease*[TIAB] OR Fabry's Disease*[TIAB] OR alpha Galactosidase A Deficienc*[TIAB] OR Anderson Fabry Disease*[TIAB] OR Angiokeratoma Corporis Diffusum*[TIAB] OR Angiokeratoma Diffuse*[TIAB] OR Ceramide Trihexosidase Deficienc*[TIAB] OR Diffuse Angiokeratoma*[TIAB] OR GLA Deficienc*[TIAB] OR Hereditary Dystopic Lipidosis*[TIAB]）AND（drug therap*[TIAB] OR chemotherap*[TIAB] OR pharmacotherap*[TIAB] OR pharmacological therap*[TIAB] OR medication*[TIAB]）	47
#03	"Hearing Loss"[Mesh]	61,371
#04	"Tinnitus"[Mesh]	6,872
#05	"Deafness"[Mesh]	25,725

#06	"Dizziness"[Mesh]	4,548
#07	"Vertigo"[Mesh]	9,600
#08	Hearing Loss*[TIAB] OR Hearing Impairment*[TIAB] OR Hypoacus*[TIAB] OR Partial Deafness*[TIAB] OR Tinnitus[TIAB] OR Deafness[TIAB] OR Deaf Mutism*[TIAB] OR Dizziness[TIAB] OR Dizzyness[TIAB] OR Orthostasis[TIAB] OR Lightheadedness*[TIAB] OR Light Headedness*[TIAB] OR Vertigo*[TIAB] OR Spinning Sensation*[TIAB]	88,248
#09	(#1 OR #2) AND (#3 OR #4 OR #5 OR #6 OR #7 OR #8)	22
#10	#9 AND (JAPANESE[LA] OR ENGLISH[LA])	17
#11	#10 AND ("Cochrane Database Syst Rev"[TA] OR "Meta-Analysis"[PT] OR systematic[SB] OR "Guideline"[PT] OR "Guidelines as Topic"[MH] OR "Consensus"[MH] OR "Consensus Development Conferences as Topic"[MH] OR ((meta-analysis[TI] OR guideline*[TI] OR "systematic review"[TI] OR consensus[TI]) NOT Medline[SB]))	1
#12	#10 AND ("Randomized Controlled Trial"[PT] OR "Randomized Controlled Trials as Topic"[MH] OR (random*[TIAB] NOT medline[SB]))	2
#13	#12 NOT #11	2
#14	#10 AND ("Clinical Study"[PT] OR "Clinical Studies as Topic"[MH] OR ((clinical trial*[TIAB] OR clinical stud*[TIAB] OR case control*[TIAB] OR case comparison*[TIAB] OR observational stud*[TIAB]) NOT medline[SB]))	6
#15	#10 AND ("Epidemiologic Research Design"[MH] OR "Study Characteristics"[PT] OR "Epidemiologic Study Characteristics as Topic"[MH] OR ((cohort*[TIAB] OR comparative stud*[TIAB] OR retrospective stud*[TIAB] OR prospective stud*[TIAB] OR longitudinal*[TIAB] OR control group*[TIAB]) NOT medline[SB]))	15
#16	(#14 OR #15) NOT (#11 OR #13)	12

［文　献］

なし.

III 治療開始基準と海外のガイドライン

治療開始基準と海外のガイドライン

ファブリー病の酵素補充療法による早期介入により，腎障害，心障害の進行を遅らせることができるとされているが，未発症者に対する酵素補充療法の効果についてはエビデンスがない．そのことを考慮し，表1に示す酵素補充療法の開始基準が日本でのコンセンサスと考えられる．なお，欧米でのガイドラインでは，古典型変異を有する場合と遅発型変異を有する場合で治療方針を分けている．しかし，わが国でのファブリー病の遺伝子変異に関する研究では，遺伝子変異と臨床病型は常に一致するわけではないと報告されている（同じ遺伝子変異を有しているファブリー病患者でも，古典型として発症する場合もあれば遅発型として発症する場合もある）[1]．そのため，本ガイドラインでは遺伝子変異から臨床病型を分類せず，臨床経過から臨床病型を判断し，酵素補充療法開始基準を決める方針とした．

参考のために，米国と欧州のファブリー病診療のエキスパートオピニオンでの酵素補充療法の開始基準，中止基準，および適応外基準をそれぞれ表2[2]，表3[3]に示す．

表1 〉 わが国の酵素補充療法の開始基準

1 男性患者
- ・古典型：初発症状である四肢末端疼痛が発症した時から
- ・遅発型：タンパク尿（微量アルブミン尿），糸球体濾過量（GFR），心エコー，心電図，頭部 MRI を定期的に（6～12か月毎）にフォローアップし，明らかな臓器障害を発症した場合

2 女性患者
- ・内服薬で痛みのコントロールがつかない場合
- ・タンパク尿（微量アルブミン尿），GFR，心エコー，心電図，頭部 MRI を定期的に（6～12か月毎）にフォローアップし，明らかな臓器障害を発症した場合

表2 〉 米国のエキスパートオピニオンでの酵素補充療法の開始基準

1 古典型変異を有するファブリー病男性患者
18歳までに診断し，発症の有無に関わらず小児期から酵素補充療法を開始する．

2 古典型変異を有し発症しているファブリー病女性ヘテロ患者
下記の所見があれば酵素補充療法を開始する．
- ・四肢末端痛を発症している
- ・タンパク尿あるいは微量アルブミン尿を認める（他の腎疾患が否定されている場合）
- ・脳梗塞あるいは一過性脳虚血発作を発症している
- ・呼吸困難，動悸，シンコープ，胸痛などの循環器症状を認める（他の心疾患が否定されて

　　いる場合）
・繰り返す下痢，慢性的な消化器症状を認める（他の消化器疾患が否定されている場合）
・運動耐容能の低下，発汗障害を認める場合

3　古典型の変異を有し未発症のファブリー病女性ヘテロ患者
　下記の所見があれば酵素補充療法を開始する.
・40歳以上で糸球体濾過量（GFR）＜ 90 mL/min/1.73m^2 の場合
・尿中アルブミン＞ 30 mg/gCr が持続する場合
・腎生検でポドサイトの空胞化，糸球体硬化，あるいはグロボトリアオシルセラミド（Gb3）の蓄積を認める場合
・頭部 MRI で潜在性の脳梗塞，あるいは大脳白質病変を認める場合
・心筋肥大，不整脈，心筋の線維化（造影 MRI で評価）を発症している場合

4　遅発型変異を有する男性患者および女性ヘテロ患者
　古典型変異を有し未発症のファブリー病患者に準ずる

（Ortiz A, *et al*：*Mol Genet and Metab* 2016；**123**：416-427）

表3▷　欧州のエキスパートオピニオンでの酵素補充療法の開始基準，中止基準，および適応外基準

■開始基準
1　古典型遺伝子変異を有する男性患者
・四肢末端痛を認めた場合
・下記のいずれかの所見が認められた場合
　微量アルブミン尿（＞ 30 mg/gCr），タンパク尿，腎不全 ［糸球体濾過量（GFR）＜ 60 ～ 90 mL/min/1.73 m^2］，心筋肥大（心筋最大厚＞ 12 mm），不整脈，大脳白質病変，一過性脳虚血発作，脳梗塞，難聴，消化器症状
・未発症の場合は 16 歳以降
2　遅発型遺伝子変異を有する男性患者
・定期的にフォローアップを行い，下記のいずれかの所見が認められた場合
　微量アルブミン尿（＞ 30 mg/gCr），タンパク尿，腎不全（GFR ＜ 60 ～ 90 mL/min/1.73 m^2），心筋肥大（心筋最大厚＞ 12 mm），不整脈，大脳白質病変，一過性脳虚血発作，脳梗塞，難聴，消化器症状（慢性的な腹痛，下痢）
3　女性患者
・定期的にフォローアップを行い，下記のいずれかの所見が認められた場合
　微量アルブミン尿（＞ 30 mg/gCr），タンパク尿，腎不全（GFR ＜ 60 ～ 90 mL/min/1.73 m^2），心筋肥大（心筋最大厚＞ 12 mm），不整脈，大脳白質病変，一過性脳虚血発作，脳梗塞，難聴，消化器症状（慢性的な腹痛，下痢）
■中止基準
・コンプライアンスの悪い例（酵素補充療法を定期的に受けないことが 50% 以上）
・患者からの拒否の訴えがある場合
・臓器障害の評価のフォローアップを受けない例
・酵素補充療法に対する重篤なアレルギー症状が持続する例
・重篤な心不全（NYHA 分類クラス IV）を伴い腎移植を施行できない末期腎不全患者
・余命 1 年以内と推定される末期患者
・重篤な認知障害を発症した例
・症状が痛みのみで，痛みに対する内服治療を併用しながら酵素補充療法を開始して 1 年以上たっても痛みの改善が認められない例
■適応外基準
・症状が心筋障害のみで，すでに重篤な線維化を伴う心不全状態の例
・重篤な心不全（NYHA 分類クラス IV）を伴い，腎移植を施行できない末期腎不全患者
・余命 1 年以内と推定される末期状態の患者
・重篤な認知障害を発症した例

NYHA：New York Heart Association（ニューヨーク心臓協会）.
（Biegstraaten M, *et al*：*Orphanet J Rare Dis* 2015；**10**：36）

[文　献]

1）Kobayashi M, *et al*：Mutation spectrum of α-galactosidase gene in Japanese patients with Fabry disease. *J Hum* Genet 2019；**64**：695-699.

2）Ortiz A, *et al*：Fabry disease revisited：Management and treatment recommendations for adult patients. *Mol Genet and Metab* 2016；**123**：416-427.

3）Biegstraaten M, *et al*：Recommendations for initiation and cessation of enzyme replacement therapy in patients with Fabry disease：the European Fabry Working Group consensus document. *Orphanet J Rare Dis* 2015；**10**：36.

IV 診断や診療のための参考事項

Ⅳ 診断や診療のための参考事項

治療評価のための臨床検査

　保険適用でできる一般的な検査で，ファブリー病に特化した治療評価のよいバイオマーカーは現時点ではない．血中グロボトリアオシルスフィンゴシン（globotriaosylsphingosine；lyso-Gb3）の測定は，診断および治療効果のバイオマーカーとなりうると報告されている[1]．しかし，血中 lyso-Gb3 は，古典型男性患者では明らかに著明に高値となるが，遅発型ファブリー病男性患者や女性ヘテロ患者では軽度〜中等度高い程度で，時に健常者と区別ができない例が存在する．そのため，血中 lyso-Gb3 値のみでファブリー病の診断を行うことは危険であり，「有用な補助診断法の1つ」という位置づけとなる．治療効果のバイオマーカーとしての血中 lyso-Gb3 値の有用性に関する検討では，古典型ファブリー病男性患者では，著しく高値を示した血中 lyso-Gb3 の値が酵素補充療法開始後の顕著に低下し，遅発型男性患者や女性ヘテロ患者では，軽度〜中等度に高値を示し，酵素補充療法開始後徐々に低下し安定する傾向が認められた．また，いったん低下した lyso-Gb3 が再び増加する場合は，酵素製剤に対する中和抗体が産生され，治療効果が減弱していることが予測できると報告されている．しかし，血中 lyso-Gb3 の測定は，現状では保険適用はなく，研究室レベルの検査となる．

　米国のエキスパートオピニオンでは，**表1**[2]に示す通り，各臓器障害に対するモニタリングが推奨されている．

新生児スクリーニング

　ファブリー病についての新生児スクリーニング研究がわが国を含め行われており[3-5]，新生児スクリーニングで発見されるファブリー病患者の頻度は 1,250 〜 4,600 人に1人と，それまで考えられていた発症頻度（40,000 人に1人）より高頻度であったと報告されている．

　米国のいくつかの州ではファブリー病に対する新生児スクリーニングが行われている．しかし，現時点でファブリー病は新生児スクリーニング対象疾患として推奨されているわけではない［United State Advisory Committee on Heritable Disorders in Newborns and Children Recommended Uniform Screening Panel（http://www.hrsa.gov/advisorycommittees/mchbadvisory/heritabledisorders/recommendedpanel/

表1 米国のエキスパートオピニオンでの各臓器障害に対するモニタリング

1 **腎合併症**
  ・GFR の測定
    低〜中等度リスクの患者（CKD stage G1 〜 G3a）では，6 か月に 1 回の評価
    ハイリスク患者［慢性腎臓病（chronic kidney disease：CKD）ステージ G3b 〜 G5］では，3
    か月に 1 回の評価
  ・尿中アルブミンの測定，尿タンパクの測定
    低〜中等度リスクの患者（CKD ステージ G1 〜 G3a）では，6 か月に 1 回の評価
    ハイリスク患者（CKD ステージ G3b 〜 G5）では，3 か月に 1 回の評価
  ・腎生検
    病的なアルブミン尿を認めた場合は必要に応じて

2 **心合併症**
  ・心電図，心エコー
    臨床的重症度に応じて定期的に評価
  ・ホルター心電図
    臨床的重症度に応じて定期的に評価
  ・心臓 MRI（ガドリニウム造影）
    心合併症の進行度の評価に有用であり．
    臨床的に必要と考えられた場合，あるいは 2 年以上の間隔をおいて定期的に
  ・脳性ナトリウム利尿ペプチド（brain natriuretic peptide：BNP）の測定
    心肥大あるいは徐脈を認める患者に対しては定期的に評価

3 **脳血管障害**
  ・頭部 MRI
    臨床的に必要と考えられた場合（脳血管障害に関連する神経学的症状が認められた場合な
    ど），定期的に評価
  ・頭部 CT
    ペースメーカー植え込み後の患者等で MRI が施行できない場合

4 **耳鼻科的合併症**
  ・聴力検査
    必要に応じて評価

5 **消化器合併症**
  ・内視鏡的評価あるいは放射線学的評価
    治療後も消化器症状が増悪する場合

6 **眼科的合併症**
  ・臨床的に必要と考えられた場合

（Ortiz A, *et al*：*Mol Genet and Metab* 2016；**123**：416-427）

index.html）参照］．その理由として，（1）スクリーニングされる対象に遅発例が含
まれること，(2)新生児期にはその後重篤な症状を発症するか不明であること，(3)
小児期に治療を開始し発症を予防できるというエビデンスがまだ十分でないこ
と，（4)新生児期にファブリー病と診断し治療介入を行った際の利益を示した前
向き研究がないことがあげられている．新生児スクリーニングは生化学的な手法
［ファブリー病では α ガラクトシダーゼ A（α-galactosidase A：GLA）酵素活性の測
定］により行われるため，ファブリー病では女性ヘテロ患者を漏れなくスクリー
ニングすることはできない．そのため，ファブリー病の場合，新生児スクリーニ
ングはおもに男性患者を発見する目的で行われている．ファブリー病では GLA
酵素活性の測定結果から臨床病型を予測できないことがあるので，古典型ととも
に成人発症の遅発型も発見される可能性があることに留意する必要がある．遺伝

子変異により男性患者の臨床病型をある程度予測することはできるが，同一家系内（患者は同一の遺伝子変異を有している）でも臨床的重症度に差がある場合がある．また，報告のない新規遺伝子変異が同定された場合には，その変異の病原性を判断できないことがあり，他の単一遺伝子疾患と同様に遺伝子解析の課題となっている．

わが国ではファブリー病の新生児スクリーニングはルーチンとして行われていないが，特定の地域で同意が得られた症例に限って行われており，有効性についてのエビデンスを蓄積している段階である．

酵素製剤に対する抗体

ファブリー病の酵素補充療法では，酵素製剤に対する中和抗体が産生されることがあり，男性患者に比べると女性患者では抗体産生率は著しく低いとされている[6,7]．酵素製剤に対する中和抗体は酵素補充療法開始6か月以内に認められるようになり，その後抗体価は低下する傾向がある．また，中和抗体産生例では投与時のアレルギー反応が起きやすいと報告されている．中和抗体ができることにより，血中グロボトリアオシルセラミド（globotriaosylceramide：Gb3）およびlyso-Gb3の低下，尿中Gb3の排泄の低下が阻害されると報告されているが[8,9]，そのことが臓器障害の改善にどの程度影響するかは不明な点が多い．血中lyso-Gb3値と腎障害[10]，心筋障害[8]，脳白質病変[11]の重症度は相関するという報告があり，酵素製剤に対する中和抗体が臓器障害の改善に悪影響を及ぼす可能性がある．

遺伝カウンセリング

遺伝カウンセリングとは，患者・家族のニーズに対応する遺伝学的情報およびすべての関連情報を提供し，患者および家族がそのニーズ，価値・予想などを理解したうえで意思決定ができるように支援する医療行為である．一方的な遺伝的情報の伝達ではなく，相互方向のコミュニケーションプロセスであり，最終的な決定はクライエント自身の意思が最も重要である．

ファブリー病はX連鎖遺伝形式であり，ファブリー病の遺伝カウンセリングで最もむずかしい点は女性ヘテロ患者の臨床的重症度に多様性を認めることである．つまり，女性ヘテロ患者では，小児期より四肢末端痛を発症し末期腎不全に至る例もあれば，60代になり心肥大で発症するものまで臨床経過は様々である．この臨床的重症度の多様性は，同じ遺伝子変異を有する同一家系内でも一般的に認められることである．しかし，「Ⅰ ファブリー病の概要」の図2に示した通り，女性ヘテロ患者も65歳を超えるとほとんどの例が心肥大を発症する．そのため，未発症例であっても定期的なフォローアップが必要となる[12]．

X連鎖遺伝形式の家系図を図1に示す．男性発端者（矢印）の母親および娘は通

常女性ヘテロ患者となり，女性ヘテロ患者の息子は 50% の確率で男性患者，娘も 50% の確率で女性ヘテロ患者となる．しかし，わが国のファブリー病家系の検討で，家族歴をもたない *de novo* 症例の発症率は 6.8% と報告されており，ファブリー病患者の親が必ずしも男性患者あるいは女性ヘテロ患者とはかぎらない[13]．

ファブリー病の診断には，白血球 GLA 活性の測定，あるいは遺伝子解析が必要である．これらの遺伝性疾患を診断するために実施される検査は遺伝学的検査に含まれる[14]．遺伝学的検査を行う際の一般的な留意点は以下の通りである．

①遺伝情報は生涯変化しないこと
②血縁者間で一部共有されること
③血縁関係にある親族の遺伝子型や表現型が比較的正確な確率で予測できること（男性患者）
④未発症患者の診断ができること
⑤発症前に将来のリスクを予測できる場合があること
⑥出生前診断に利用できる場合があること

すでに発症している患者の診断・治療を目的として遺伝学的検査を行う場合には倫理的問題はないが，家族や未発症者の診断のために遺伝学的検査を行う場合，その特性を十分に考慮し，遺伝カウンセリングを行ったうえで検査する必要がある（図 2）．遺伝学的検査については，実施前に書面による同意を得る必要がある．

なお，未成年者など同意能力のない者を対象とした遺伝学的検査が医療上必要

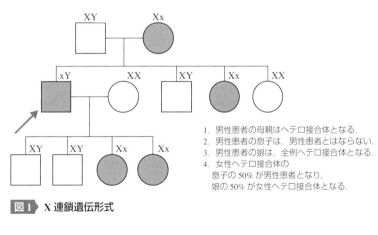

1. 男性患者の母親はヘテロ接合体となる．
2. 男性患者の息子は，男性患者とはならない．
3. 男性患者の娘は，全例ヘテロ接合体となる．
4. 女性ヘテロ接合体の息子の 50% が男性患者となり，娘の 50% が女性ヘテロ接合体となる．

図1 X 連鎖遺伝形式

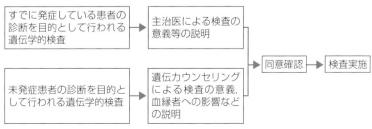

図2 遺伝学的検査実施のフローチャート

となることがある．その場合，両親などの代諾者の同意（インフォームド・コンセント）のもとで検査を実施することになる．代諾者の同意で遺伝学的検査を実施する場合は，被験者本人に対しても理解度に応じた説明と了解（インフォームド・アセント）を得ることが望ましい．インフォームド・コンセントやインフォームド・アセントを取得する年齢については，一定の規則はなく，検査を実施する医師が被験者の状況，理解力，成熟度などを考慮して適切に判断するべきとされている．**表 2** にその目安を示す[15]．

ファブリー病の遺伝カウンセリングの具体的な要点を**表 3** に示す．

表 2 〉 インフォームド・コンセントとインフォームド・アセントの取得目安

被験者本人の年齢	同意	
	本人	代諾者
小学生	A（署名不要）	C
中学生	A（署名要）	C
高校生から 20 歳未満	C	C
成人	C	不要

A：インフォームド・アセント，C：インフォームド・コンセント．

表 3 〉 ファブリー病の遺伝カウンセリングの具体的な要点

■遺伝形式について

1　ファブリー病は X 連鎖遺伝形式であり，男性患者の母親および娘は原則女性ヘテロ患者となり，息子はファブリー病を発症しない．女性ヘテロ患者の息子は 50％ の確率で男性患者，娘も 50％ の確率で女性ヘテロ患者となる．

2　家族歴のない de novo 症例が存在するため，男性患者の母親が女性ヘテロ患者でない場合がある．

■男性患者の診断について

3　男性患者は，白血球等の GLA 活性，および GLA 遺伝子解析によって診断される．

4　男性患者の場合，白血球等の GLA 活性の低下によりファブリー病と診断できるが，機能的多型の鑑別のために GLA 遺伝子解析を行うことが推奨される．

■女性ヘテロ患者の診断について

5　女性ヘテロ患者は，同じ GLA 遺伝子変異をもつ男性患者に比して症状は軽く，発症および進行は遅いが，ほとんどの例が加齢とともに心肥大等のファブリー病に特異的な症状を発症する．そのため，女性ヘテロ患者を臨床症状から診断することはむずかしく，家族歴から疑われることが多い．

6　女性ヘテロ患者は，GLA 遺伝子解析で病原性変異を同定することで診断される．一般的な遺伝子解析法（エクソンおよびエクソン近傍のイントロン配列のシークエンス）で GLA 遺伝子変異が同定できない例が約 5％ 存在する[16]．GLA 遺伝子変異が同定できない場合，女性ヘテロ患者の診断は，家族歴，臨床症状，血中 Lyso-Gb3，尿中あるいは病理検体での Gb3 の蓄積の証明などを合わせて総合的に診断する必要がある．

■治療について

7　ファブリー病の治療法として，酵素補充療法，薬理学的シャペロン療法がわが国では保険適用とされている．薬理学的シャペロン療法を導入する際は，GLA 遺伝子解析を行い，有効性を評価する必要がある．

公的助成制度

　ファブリー病は，小児慢性特定疾病医療費助成制度，および指定難病医療費助成制度の対象疾患である．

　小児慢性特定疾病医療費助成制度とは，小児の健全育成を目的として，医療費自己負担分の補助を目的とした事業である．ファブリー病は，小児慢性特定疾病の先天代謝異常症の疾患群のライソゾーム病に分類されている．小児慢性特定疾病医療費助成制度は，申請し医療受給者証の交付が必要となる．申請の際には，指定医による医療意見書(診断書)が必要であり，医療意見書の書式は小児慢性特定疾病情報センターのホームページ(https://www.shouman.jp/)より，ダウンロードできる．世帯収入によって自己負担上限額が決まるため，毎年更新が必要であり，最長20歳(20歳未満)まで医療費助成の対象となる．

　指定難病医療費助成制度では，ファブリー病はライソゾーム病に分類されている．指定難病での医療費助成は，申請し医療受給者証の交付が必要となる．申請の際には，指定医による臨床調査個人票(診断書)が必要であり，臨床調査個人票の書式は難病情報センターのホームページ(http://www.nanbyou.or.jp/)より，ダウンロードできる(ライソゾーム病の疾患番号30)．世帯収入によって自己負担上限額が決まるため，毎年更新が必要である．

　自己負担上限額は，小児慢性特定疾病治療研究事業のほうが低いため，20歳までは小児慢性特定疾病で，20歳以降より指定難病での医療費助成を受けるのが一般的である．同一世帯内に複数の患者が存在する場合，世帯の負担が増えないように世帯内の対象患者数を勘案して負担上限額を按分する制度がある．また，同一世帯内に小児慢性特定疾病対象患者と指定難病対象患者がいる場合も同様に，負担上限額を按分する制度がある．

　診断書(医療意見書，臨床調査個人票)の作成に際し，男性患者では白血球(リンパ球)，あるいは培養線維芽細胞中のGLA活性の低下の証明，女性ヘテロ患者では病原性遺伝子変異，あるいは家族歴から女性ヘテロ患者であることの証明が必要となる．

ファブリー病の診断・患者支援に関する情報

　ファブリー病の診断については，日本先天代謝異常学会のホームページ(下記URL)より精密検査施設を検索できる．ファブリー病の診断に関する遺伝学的検査は保険収載されており，衛生検査所で検査した場合は保険適用となるが，研究施設で検査した場合は保険適用とならない．

　また，ファブリー病患者・家族の団体(以下，患者団体)が運営されている．患者団体の設立の目的は，①患者・家族間の交流による情報共有，②疾患に対する施策についての医師・製薬会社・行政への働きかけ，とされている．ファブリー病は稀少疾患の1つであるため，診断された場合に「孤独感」を感じる患者が多く，

社会的認知度の低さから生じる誤解に悩まされることがある．特に初発症状である四肢末端痛は苦痛の強い症状であるが，客観的な症状ではないことから周囲の理解が得られにくく，精神的な苦労を伴うことが多い．苦しいのは「独りじゃない」ことを知る機会を提供する意味でも，患者団体の活動は重要である．全国的に活動を行っている患者団体として，以下に示す団体がホームページを公開している．

・日本先天代謝異常学会ホームページ：http://jsimd.net/
　日本先天代謝異常学会ホームページ精密検査施設一覧：http://jsimd.net/iof.html
・一般社団法人全国ファブリー病患者と家族の会（ふくろうの会）：http://www.fabrynet.jp/
・Fabry NEXT：http://fabry-next.com/

［文　　献］

1）Sakuraba H, *et al*：Plasma lyso-Gb3：a biomarker for monitoring Fabry patients during enzyme replacement therapy. *Clin Exp Nephrol* 2018；**22**：843-849.
2）Ortiz A, *et al*：Fabry disease revisited：Management and treatment recommendations for adult patients. *Mol Genet and Metab* 2016；**123**：416-427.
3）Spada M, *et al*：High incidence of later-onset Fabry disease revealed by newborn screening. *Am J Hum Genet* 2006；**79**：31-40.
4）Hwu WL, *et al*：Newborn screening for Fabry disease in Taiwan reveals a high incidence of the later-onset GLA mutation c.936+919 G>A（IVS4+919G>A）. *Hum Mutat* 2009；**30**：1397-1405.
5）Inoue T, *et al*：Newborn screening for Fabry disease in Japan：prevalence and genotypes of Fabry disease in a pilot study. *J Hum Genet* 2013；**58**：548-552.
6）Linthorst GE, *et al*：Enzyme therapy for Fabry disease：neutralizing antibodies toward agalsidase alfa and beta. *Kidney Int* 2004；**66**：1589-1595.
7）Wilcox WR, *et al*：Anti-α-galactosidase A antibody response to agalsidase beta treatment：data from the Fabry Registry. *Mol Genet Metab* 2012；**105**：443-449.
8）Rombach SM, *et al*：Long-term effect of antibodies against infused alpha-galactosidase A in Fabry disease on plasma and urinary（lyso）Gb3 reduction and treatment outcome. *PLoS One* 2012；**7**：e47805.
9）Ohashi T, *et al*：Influence of antibody formation on reduction of globotriaosylceramide（GL-3）in urine from Fabry patients during agalsidase beta therapy. *Mol Genet Metab* 2007；**92**：271-273.
10）Sanchez-Nino MD, *et al*：Globotriaosylsphingosine actions on human glomerular podocytes：implications for Fabry nephropathy. *Nephrol Dial Transplant* 2011；**26**：1797-17802.
11）Rombach SM, *et al*：Plasma globotriaosylsphingosine：diagnostic value and relation to clinical manifestations of Fabry disease. *Biochim Biophys Acta* 2010；**1802**：741-748.
12）Kobayashi M, *et al*：Clinical manifestations and natural history of Japanese heterozygous females with Fabry disease. *J Inherit Metab Dis* 2008；**31**（suppl 3）：483-487.
13）Kobayashi M, *et al*：Frequency of de novo mutations in Japanese patients with Fabry disease. *Mol Genet Metab Rep* 2014；**1**：283-287.
14）日本医学会：医療における遺伝学的検査・診断に関するガイドライン，2011年2月．http://jams.med.or.jp/guideline/genetics-diagnosis.html
15）奥山虎之，山本俊至：遺伝学的検査・診断・遺伝カウンセリングの上手な進め方．診断と治療社，2016：21.
16）Sakuraba H, *et al*：Fabry disease in a Japanese population-molecular and biochemical characteristics. *Mol Genet Metab Rep* 2018；**17**：73-79.

索　引

ファブリー病診療ガイドライン 2020

ISBN978-4-7878-2487-5

2021 年 1 月 22 日　初版第 1 刷発行

編　　　集	日本先天代謝異常学会
発 行 者	藤実彰一
発 行 所	株式会社　診断と治療社
	〒 100-0014　東京都千代田区永田町 2-14-2　山王グランドビル 4 階
	TEL:03-3580-2750(編集)　03-3580-2770(営業)
	FAX:03-3580-2776
	E-mail:hen@shindan.co.jp(編集)
	eigyobu@shindan.co.jp(営業)
	URL:http://www.shindan.co.jp/
印刷・製本	広研印刷 株式会社

© 日本先天代謝異常学会, 2021. Printed in Japan.　　　　　　　　　　　　　[検印省略]
乱丁・落丁の場合はお取り替えいたします.